GUIA CRISTÃO ANTI-ANSIEDADE

JASON CUSICK
GUIA CRISTÃO ANTI-ANSIEDADE

HÁBITOS E INICIATIVAS SAUDÁVEIS
PARA SEU CORPO, SUA MENTE E SEU ESPÍRITO

novo céu

Título original: *The Anxiety Field Guide*
© 2022 by Jason Cusick
Publicado originariamente por InterVarsity Press
Plaza Drive, 430, Downers Grove, IL — 60559 — EUA
www.ivpress.com

Direitos de edição da obra em língua portuguesa no Brasil adquiridos pela Novo Céu, selo da Editora Nova Fronteira Participações S.A. Todos os direitos reservados. Nenhuma parte desta obra pode ser apropriada e estocada em sistema de banco de dados ou processo similar, em qualquer forma ou meio, seja eletrônico, de fotocópia, gravação etc., sem a permissão do detentor do copirraite.

Todas as referências bíblicas utilizadas nesta obra foram baseadas na Nova Versão Internacional (NVI), a não ser quando expressamente indicado.

Alguns nomes de personagens de relatos foram modificados para garantir a privacidade e a segurança das pessoas citadas.

Editora Nova Fronteira Participações S.A.
Av. Rio Branco, 115 — Salas 1201 a 1205 — Centro — 20040-004
Rio de Janeiro — RJ — Brasil
Tel.: (21) 3882-8200

Imagem de capa: Vanit Janthra, iStock.

Dados Internacionais de Catalogação na Publicação (CIP)

C986g Cusick, Jason
        Guia cristão antiansiedade: hábitos e iniciativas saudáveis para seu corpo, sua mente e seu espírito / Jason Cusick; traduzido por Igor Barbosa. – Rio de Janeiro: Novo Céu, 2024.
        208 p. ; 15,5 x 23 cm.

        Título original: *The Anxiety Field Guide*

        ISBN: 978-65-84786-21-9

        1. Virtudes e valores – autoconhecimento.
        I. Barbosa, Igor. II. Título.

                                        CDD: 220
                                        CDU: 270

André Queiroz – CRB-4/2242

Conheça outros títulos da editora

Para Juanita, Beth, Wayne, Judy, Angela, Clifford e Chris
Obrigado pelas muitas maneiras como me ouviram e aconselharam em meus momentos de ansiedade.

Para Scott Symington
Obrigado por me ajudar a manter meus olhos na tela frontal e me dar as habilidades necessárias para saber o que fazer com a tela lateral.

À Journey of Faith
Obrigado pelo encorajamento e pela paciência enquanto eu me desenvolvia como um líder sem ansiedade.

*Mesmo quando eu andar
por um vale de trevas e morte,
não temerei perigo algum,
pois tu estás comigo.*
Salmos 23:4

Sumário

Apresentação 11
1 Relaxe, é apenas o seu cérebro 21
2 Abra o coração à incerteza 26
3 Observe antes de absorver 31
4 Faça *pit stops* 37
5 Você não está só 45
6 Ore como Jesus 51
7 Cuide de todo o seu ser 58
8 Veja a preocupação como um dom 64
9 Conheça o que o perturba 69
10 Envolva-se, não evite 76
11 Foque o que está adiante 81
12 Coloque limites de tempo em sua preocupação 86
13 Seja gentil ao falar consigo 91
14 Encontre descanso 96
15 Busque o progresso, não a perfeição 101
16 Entenda a obsessão e a compulsão 107
17 Comece a se expor 113

18 Descubra como se ancorar 119
19 Seja corajosamente vulnerável 125
20 Prepare-se para a fadiga por exposição 132
21 Escolha a alegria 137
22 Examine suas crenças primordiais e distorções 143
23 Dissocie seus pensamentos das ações 149
24 Procure o guarda-chuva 154
25 Reduza a automedicação 160
26 Crie novas vias 166
27 Adapte-se às mudanças em sua liderança 173
28 Você consegue! 179
29 Dispute o Prêmio por Garra 184
30 Creia nas Boas-Novas 190
Pensamentos finais 196
Agradecimentos 202
Índice de ferramentas e práticas 205

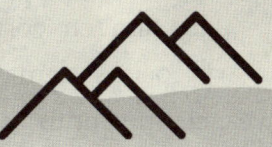

Apresentação

Eu lutei contra a ansiedade por toda a minha vida. Só que não sabia disso. Fui criado em um lar amoroso e estável, mas minha mãe se autoproclamava a "louca da faxina". Nossa casa sempre estava organizada e apresentável. Ela mantinha um cronograma rígido para quando e como as tarefas deveriam ser realizadas. Ela tinha uma agenda com todas as nossas refeições do mês. Havia um lugar certo para tudo que tínhamos. Recentemente, ela me contou uma história de quando eu tinha 6 anos e estava brincando no chão com meus brinquedos. Levantei-me para ir ao banheiro e disse a ela: "Por favor, não guarde meus brinquedos. Eu só vou ao banheiro rapidinho."

Minha mãe nunca foi diagnosticada com transtorno obsessivo-compulsivo (TOC), mas sempre verificava as coisas várias vezes. Ela nunca se convencia de que a porta da frente estava trancada, a geladeira, fechada ou o forno, desligado. Não era incomum que meu irmão e eu a esperássemos enquanto ela checava alguma coisa pela sétima ou oitava vez.

Ela também gostava de agradar os outros. Sua mãe a ensinou a se preocupar demais com a opinião das pessoas sobre ela. Certa vez, ela me contou sobre uma conversa que teve com a própria mãe depois de voltar para casa no primeiro dia de aula. Ela falou sobre as pessoas que havia conhecido, como era sua professora, o que havia almoçado e o que havia aprendido. A mãe dela respondeu, perguntando: "Mas eles gostaram de você?"

Eu amo minha mãe. Ela é carinhosa, atenciosa, engraçada, consciente de si e forte. Não consigo pensar em alguém com quem eu gostaria mais de parecer do que com ela. Na verdade, eu pareço muito com ela. Desde minha infância, ninguém me ensinou a ser ansioso. Acredito que *peguei* ansiedade enquanto crescia, talvez pela genética e, certamente, por meio de minha criação. Eu sofria de ansiedade, mas não tinha palavras para descrevê-la. Entretanto, me comportava como se a tivesse.

Desde tenra idade, eu mordia bochechas (minhas bochechas, não as de outras pessoas). Mordia os lábios e o interior da minha boca quando estava estressado. Além de ser um hábito doloroso, também me causava feridas na boca. Certa vez, no colégio, mordi tanto a boca que por um dia inteiro não consegui falar por causa do inchaço. Só mais tarde percebi que isso é clinicamente chamado de *morsicatio buccarum*, um comportamento repetitivo focado no corpo e um possível indício de transtorno obsessivo-compulsivo.

Eu também era artista. Fui elogiado e recompensado por isso. Eu me destacava como ator e era o capitão das equipes de oradores e debatedores na escola. Tenho um dom natural para isso, mas também aprendi desde muito jovem que fazer as pessoas rirem era uma maneira fácil de fazê-las gostar de mim e navegar no estranho mundo dos códigos e das condutas sociais.

Meu pai morreu quando eu tinha 11 anos. Ele havia passado dois anos tratando uma leucemia mieloide crônica. Disseram-me que ele era a 36ª pessoa no mundo a receber o tratamento, então experimental, chamado *transplante de medula óssea*. Sua morte abalou nossa pequena família e me jogou em um mundo que parecia inseguro, imprevisível e incerto. Eu me sentia sozinho e triste. Procurei maneiras de me acalmar, mas, como minhas mordidas na bochecha, meus rituais de relaxamento acabaram me machucando mais do que me ajudando.

Como muitas pessoas com lutas pessoais subjacentes, senti-me atraído a cuidar dos outros. Depois de uma profunda experiência espiritual na faculdade, tornei-me um seguidor de Jesus e estudei para me tornar um capelão hospitalar. Por quase uma década, caminhei ao lado de pessoas feridas que enfrentavam dificuldades, incertezas e sofrimento. Minha vocação para cuidar dos outros me levou a congregar em uma igreja local, onde servi em várias funções de liderança pastoral. Em 2013, fui convidado a considerar o papel de pastor-presidente daquela igreja após a aposentadoria do pastor sênior. Isso deu início a um período de vários anos tão estimulantes quanto devastadores.

Em 2015, aceitei o cargo de pastor principal da Journey of Faith, uma grande e vibrante igreja no sul da Califórnia. Embora a igreja prosperasse naqueles primeiros dois anos, eu sobrevivi por pouco. O aumento da responsabilidade abriu em mim novos terrenos de preocupação crônica e acordou meus lutos não vividos, meu instinto de agradar e meu perfeccionismo paralisante.

Por fora, eu estava voando.

Por dentro, me afogando.

A ansiedade havia me inundado. Tive ataques de pânico e insônia. Ganhei vinte quilos. Eu reservava dias e horas para morder as bochechas e, assim, conseguia proferir o sermão aos domingos. Tudo isso alcançou um ponto crítico quando me vi trabalhando em um sermão até tarde da noite. Eu escrevi, deletei e reescrevi minhas palavras por 16 horas seguidas porque as palavras "não pareciam certas". De manhã, liguei para meu melhor amigo e disse a ele que achava que havia cometido um erro ao aceitar o cargo. Eu acreditava que não só não estava ajudando ninguém, mas também poderia estar prejudicando as pessoas. E acabei dizendo: "Talvez a igreja... e minha família ficassem melhor sem mim."

Opa! De onde veio isso?

Meu amigo e eu imediatamente percebemos que havia algo mais acontecendo. Eu precisava de ajuda. Por meio de alguns contatos profissionais que eu tinha, encontrei um terapeuta especializado em transtornos de ansiedade e que também trabalhava com líderes de nível executivo. Em algumas consultas, percebi que estava lutando contra uma forma de ansiedade e TOC chamada de *puramente obsessiva* ou *Pura O*. Meu comportamento ritualizado não era acumular, lavar as mãos ou contar, mas *ruminar*. Pensar, processar e refletir (que eram habilidades elogiadas e valorizadas de meu desenvolvimento pessoal e profissional) se transformaram em comportamentos compulsivos que estavam me matando — na mente, no corpo e no espírito.

Passei os seis meses seguintes aprendendo sobre a ansiedade — e sobre mim.

Percebi que não era perfeccionista. Perfeccionismo soa tão nobre, tão virtuoso. Eu era obsessivo. Eu era viciado em segurança, intolerante à incerteza, desequilibrado em meu relacionamento mente-corpo. Eu não poderia fazer com que Deus "me consertasse" e me curasse.

Eu também pensava que era a única pessoa no mundo a sofrer de ansiedade. Mas eu estava errado.

TODOS NÓS TEMOS ANSIEDADE

Todos nós temos ansiedade. A ansiedade é a nossa resposta automática à percepção de uma ameaça. Estamos no primeiro encontro com alguém, temos de realizar uma grande tarefa no trabalho ou na escola, estamos andando sozinhos em uma área escura à noite ou alguém ao nosso redor pode estar doente de algo contagioso. Nosso cérebro envia a nosso corpo sinais para ficarmos alertas, atentos, preparados — para ficarmos ansiosos!

A ansiedade pode ser mental (quando nos envia mensagens para que acreditemos), emocional (quando desencadeia sensações) e fisiológica (quando causa alterações em nosso corpo). Ela nem sempre é ruim. A ansiedade é um bom presente de Deus para nossa segurança. Nós precisamos dela! Mas e quando nos sentimos ansiosos, mesmo que não exista uma ameaça real? E se a ansiedade se mantém depois que a ameaça passa? Nesses casos, a ansiedade é ruim.

Nossa ansiedade é despertada de modo errado o tempo todo. Vivemos em uma cultura que adora desencadear a ansiedade. Nossos canais de notícias 24 horas por dia, dicas rápidas para a vida e a fé e um conjunto de técnicas de relaxamento nos mantêm desconectados da vida que Deus reserva para nós: confiar, ter paz e assumir riscos de forma saudável.

Você está lendo este livro porque você ou alguém que ama tem sofrido de ansiedade. Talvez você se sinta inquieto, preocupado ou apreensivo com aflições na maior parte dos dias. Luta contra expectativas irrealistas de si mesmo. Tem medo de ser constrangido, criticado ou julgado pelos outros. Sente-se desconfortável nas interações cotidianas com outras pessoas. Não é tão assertivo quanto gostaria de ser. Ou pior ainda...

Talvez você tenha pensamentos invasivos, sensações indesejadas e um medo terrível de situações ou objetos específicos. Pode ter vivenciado algumas experiências terríveis no passado e agora está inundado de pensamentos e sensações que não entende. Talvez tenha aprendido a lidar com seus medos tomando parte em certos rituais que deixam você menos ansioso, mas agora está dependente desses rituais. Ou pode estar tendo ataques de pânico, sensações súbitas e avassaladoras de ansiedade que têm interferido em sua vida.

Isso soa familiar? Em nenhum desses casos, você não está só.

Todos nós temos ansiedade, mas podemos aprender a viver de maneira rica e plena de sentido sem sermos governados por ela. É disso que trata este livro.

COMO LER ESTE LIVRO

Quando recebi aconselhamento pessoal, fiz muitas anotações. Li artigos, ouvi *podcasts*, conversei com outros profissionais e li ótimos livros sobre o assunto. Conforme encontrava coisas que ressoavam em mim, fazia anotações em meu telefone para não perdê-las. A partir de tudo isso, montei meu guia de referência pessoal. Este livro foi composto a partir do que me foi mais útil em meu caminho pessoal rumo a hábitos mais saudáveis. Eis como eu recomendo que você o utilize:

Leia uma parte de cada vez, na ordem apresentada. Este livro é dividido em trinta capítulos curtos, projetados para que você possa ler uma parte por dia e aprender e praticar as habilidades de que vai precisar. Tente resistir ao impulso de ler mais de um capítulo por vez ou pular adiante porque cada parte fundamenta a seguinte.

O objetivo não é passar voando pelo texto em trinta dias, mas desenvolver hábitos saudáveis, então...

Pratique o que você está aprendendo. Cada capítulo sugere iniciativas. Elas são importantes. Ao contrário de algumas formas de aconselhamento, a libertação da ansiedade se baseia na chamada *abordagem cognitivo-comportamental*, que propõe, resumidamente, que nosso pensamento deve levar a mudanças de conduta. É fazendo que se aprende. Eu sugiro diferentes tipos de iniciativas para que você experimente.

Use o tempo necessário e volte atrás, se precisar. Este livro tem trinta capítulos, mas não se sinta obrigado a lê-lo em trinta dias. Se sentir que precisa continuar em uma parte por um tempo ou voltar a outra que tenha mexido com você, faça isso! Você pode até sentir ansiedade durante a leitura; isso pode acontecer porque está esbarrando em alguns pontos nos quais amadurecer é importante. Não desista.

Além disso, você notará que o livro foi elaborado para integrar os princípios dos tratamentos para a ansiedade e a Bíblia. Se você teve experiências negativas ou dolorosas com Deus, religião ou fé, aguente firme comigo. Também passei por isso. Se você já é uma pessoa que segue Jesus, está voltando para Deus depois de um tempo afastado ou está apenas buscando a fé, minha esperança é que experimente este livro como um convite para uma nova vida com Deus.

QUATRO PRINCÍPIOS QUE VOCÊ PRECISA CONHECER

Ao iniciarmos o *Guia cristão antiansiedade*, tomamos um caminho trilhado por muitos. Existem muitos excelentes trabalhos sobre a ansiedade, e todos estão fundamentados em quatro princípios:

- **Normalização:** aceite que a ansiedade é natural, embora possa se tornar prejudicial à saúde.
- **Exposição:** entenda seus medos e comece a enfrentá-los, em vez de evitá-los.
- **Habituação:** use novas habilidades para se dessensibilizar de seus medos.
- **Cuidado:** descubra maneiras saudáveis de experimentar o amor de Deus por você e pelos outros.

Escolhi visitar e revisitar esses princípios ao longo do livro de maneiras diferentes, em vez de agrupar as leituras de cada princípio. Dessa forma, se você optar por ler um capítulo por dia, será convidado a explorar e aplicar cada princípio todas as semanas.

Minha compreensão desses princípios foi moldada por quatro mestres do pensamento: Scott Symington, Jeffrey Schwartz, David Burns e Max Lucado. Faça um favor a si mesmo e familiarize-se com o trabalho deles. Eles fornecem a base para o que você lerá ao longo deste livro. Mas não apresento essas pessoas ou este livro como um substituto à ajuda profissional, especialmente se você estiver se sentindo desesperado, com pensamentos suicidas ou se automutilando. Procure um profissional que possa ajudá-lo a encontrar o apoio necessário.

VAMOS À CACHOEIRA

Em 2012, minha família e eu passamos duas semanas na Costa Rica. Ficamos hospedados em uma casa de retiro para pastores e missionários. Durante um de nossos primeiros dias lá, nosso anfitrião levou meus filhos e eu até a entrada de uma linda floresta tropical. Uma placa ali dizia simplesmente "CACHOEIRA", com uma seta apontando para a floresta.

— Vamos! — disse nosso anfitrião.

— É só essa placa? Não tem um mapa? — perguntei.

Ao começar a mostrar o caminho, ele disse:

— Há uma trilha, mas ela costuma mudar de lugar. É só seguirmos o som da água e chegaremos lá.

Então, lá fomos nós! A trilha estava lá, mas às vezes tínhamos de parar, repensar as coisas e voltar um pouco atrás. Mas finalmente chegamos, e todo o esforço valeu a pena. A fria água da montanha criava uma névoa fresca que impregnava o ar.

No dia seguinte, convidei minha esposa para ir à cachoeira comigo. Ela também perguntou:

— Sem mapa?

Eu dei a resposta que me deram:

— Há uma trilha, mas ela costuma mudar de lugar. É só seguirmos o som da água e chegaremos lá.

Lá fomos nós, dois inocentes do sul da Califórnia, em busca de uma cachoeira numa floresta tropical da Costa Rica. A trilha estava menos visível e eu esquecia coisas, cometia erros e tinha de parar e organizar meus pensamentos.

Às vezes, voltávamos atrás. Minha esposa era uma companheira encorajadora. Finalmente, conseguimos! Valeu a pena todo o esforço... outra vez!

Navegar na ansiedade é muito parecido com ir àquela cachoeira. Outros abriram um caminho, mas também cabe a você encontrar seu caminho pessoal. Ele pode ser um pouco diferente do caminho aberto pelos outros. Você cometerá erros, voltará atrás e tentará coisas novas.

Quando o caminho não estiver claro, quero encorajar você a se manter ouvindo. A cachoeira é o som suave e poderoso do amor de Deus convidando você a experimentar o que Jesus chamou de "viver plenamente" (João 10:10). E lembre-se: o amor de Deus não é um simples passeio até uma cachoeira. É um convite para voltar lá sempre, talvez até trazendo alguém com você na próxima vez.

Vamos à cachoeira!

1

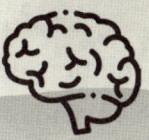

Relaxe, é apenas o seu cérebro

*Seu cérebro é projetado para avisar você do perigo,
mas às vezes ele envia alarmes falsos.
Você pode ser uma pessoa grata por seu cérebro
enquanto o reconfigura para que reaja de maneira diferente.*

Eu estava sozinho em meu escritório no trabalho quando ouvi um alarme de incêndio que me assustou. "Um incêndio?", pensei. "Onde terá começado? Preciso sair?" Juntei algumas coisas e atravessei com pressa o corredor apenas para encontrar alguns dos meus colegas de trabalho amontoados em nossa pequena sala de descanso. Um deles me disse: "Alguém estava torrando pão e a fumaça saindo da torradeira disparou o alarme de incêndio." Rimos e voltamos ao trabalho.

Aconteceu mais algumas vezes nas semanas seguintes. O alarme soava, eu me assustava e colocava a cabeça para fora da porta, alguém apontava para a torradeira e revirávamos os olhos. Depois de mais três ou quatro vezes, fiquei pensando por que não limpávamos ou substituíamos a torradeira. Acostumei-me a dizer a mim mesmo: "Se for um incêndio de verdade, alguém virá me buscar."

Um dia, eu estava em meu escritório, reunido com uma membra de nossa igreja, e o alarme disparou novamente. Ela ficou assustada e também confusa porque eu nem sequer reagi ao som. Por fim, ela perguntou:

— Hum... não está acontecendo um incêndio?

— Ah, não. Não é incêndio, é uma torrada — respondi sem pensar.

Lembro-me disso com muita clareza porque aconteceu bem na época em que eu estava aprendendo sobre como nosso cérebro nos ajuda (e nos atrapalha) a respeito do medo e da ansiedade. O que aprendi foi provavelmente a intuição mais importante no caminho para me libertar de minha preocupação crônica, de meus pensamentos invasivos e de sensações indesejadas: nosso cérebro é maravilhosamente projetado para nos ajudar a reagir a ameaças, mas, às vezes, erra.

Imagine se eu estivesse me escondendo atrás de uma porta e gritasse "Buu!" quando você entrasse. Antes que pudesse pensar sobre o que estava acontecendo, seu cérebro dilataria seus olhos para que você pudesse ver melhor, sinalizaria para suas glândulas arenais produzirem adrenalina, que disponibilizaria mais energia e acionaria seu coração para direcionar mais sangue para suas extremidades. Isso é feito para preparar você para quatro reações possíveis: lutar (resistir), fugir (evitar), congelar (travar) ou bajular (agradar pessoas). Tudo isso vem de uma pequena área em forma de amêndoa do seu cérebro chamada *amídala*, que é o centro de resposta a ameaças do seu cérebro e que, em tais momentos, grita: "Tenha medo!"

Então você percebe que sou apenas eu gritando: "Buu!" A região do seu cérebro responsável pelo pensamento assume o controle. Você respira fundo, sua frequência cardíaca diminui, os olhos voltam ao normal e a energia nervosa diminui. Você ri um pouco (ou me dá um soco) porque percebe que não há razão para ter medo.

Esta é a boa notícia: sem nem mesmo pensar, o centro de resposta a ameaças em seu cérebro avaliou rapidamente os possíveis perigos e entrou em ação para preparar você para lidar com o problema. Cessada a ameaça, seu cérebro reavaliou a situação. Seu medo e sua ansiedade foram trocados por outras emoções e reações.

Esta é a má notícia: às vezes, nossos cérebros não se reajustam. Em certos momentos, a ameaça real ou percebida se foi, mas nosso coração continua batendo forte em nosso peito, nossa mente não se acalma e ainda estamos cheios de energia. Enquanto isso está acontecendo em nosso cérebro e nosso corpo, ficamos inquietos:

- Temos a sensação de que estamos em perigo, embora não estejamos.
- Sentimos que fizemos algo errado e não sabemos como consertar.
- Temos certeza de que esquecemos de fazer algo, mas não conseguimos descobrir o quê.
- Pensamos demais em nossa aparência, saúde, segurança, reputação e autoestima.
- Decidimos que a coisa mais importante a fazer é nos livrarmos dessas sensações ruins.
- Entramos em pânico, pensando que perdemos contato com Deus, com os outros ou com nós mesmos.

Isso é ansiedade — e ela começa em nosso cérebro.

Assim como aquele alarme de incêndio no escritório, seu cérebro está fazendo o trabalho dele. Está tentando alertar sobre o perigo e preparar você para a ação. Na maior parte das vezes, isso acontece sem você saber. Graças a Deus!

Às vezes, seu centro de resposta a ameaças dispara quando não há nenhuma ameaça, ou se liga e não consegue desligar. Isso se chama *sequestro da amídala*. É quando o seu eu-sensação substitui o seu eu-pensamento, enviando alarmes bem-intencionados, mas falsos.

Por que isso acontece? Não sabemos ao certo.

Pode ser por causas químicas. As emoções são reações bioquímicas no cérebro que percebemos como expressões de quem somos e do que pensamos. O que sentimos como medo é um coquetel de substâncias químicas sendo liberadas da amídala para o resto do cérebro e do corpo.

Pode ser por condicionamento. Nosso cérebro está sempre coletando dados para uso futuro. Se sempre temermos algo, nosso cérebro nos ajudará a continuar com medo. Se aprendemos a ter medo, talvez tenhamos de começar a desaprender.

A ansiedade e o medo são destinados ao nosso bem, mas, por qualquer motivo, também podem causar problemas.

Quando as pessoas dizem "Não se preocupe!", elas estão tentando nos convencer a sair de nossa ansiedade, mas não é tão simples. Conselhos bem-intencionados ou soluções rápidas raramente são úteis para quem sofre de ansiedade. Na verdade, tais coisas muitas vezes nos fazem sentir culpados ou constrangidos. Ficar ansiosos não é algo que queiramos. Gerenciar nossa ansiedade pode acabar parecendo um trabalho de tempo integral.

Mas há esperança! Vamos começar essa jornada com o que chamamos de *normalização*: aprender a aceitar que a ansiedade é natural.

Iniciativas

1. **Reserve um momento para agradecer.** Da próxima vez que se sentir com ansiedade ou medo, encontre um lugar para se sentar. Respire profundamente, sinta seus pés no chão e preste atenção a seu corpo e a seu redor. Leia Salmos 139:13-14, que diz: "Tu criaste o íntimo do meu ser e me teceste no ventre de minha mãe. Eu te louvo porque me fizeste de modo especial e admirável." Esses exercícios simples podem ajudar você a desacelerar e agradecer silenciosamente por estar presente no momento.

2. **Culpe seu cérebro.** Uma das verdades mais libertadoras que aprendi foi transferir alguma responsabilidade para meu cérebro, e não carregá-la sozinho. Você tem uma amídala hipersensível. Ponha a responsabilidade no lugar certo. Você está começando a assumir a responsabilidade por seu próprio bem-estar. Comece aceitando que parte do que acontece em você é neurológico e químico, e se dá fora de seu controle e sua escolha.

3. **Permita-se não consertar o que está sentindo.** É muito comum ficarmos ansiosos com nossa ansiedade. Tentar impedir seu cérebro de fazer o que ele faz há anos pode levar à frustração, à autocondenação e à exaustão. O processo levará algum tempo. Em seus próximos momentos de ansiedade, diga algumas palavras encorajadoras para si. Lembre-se de que você está apenas começando, e que a situação vai melhorar à medida que você avançar.

2

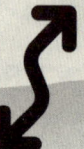

Abra o coração à incerteza

A ansiedade é uma forma de doença.
É ter dificuldade em lidar com o desconhecido.
Encontrar paz de espírito envolve aprender
a tolerar mais incertezas.

Meu amigo Jonathan sofre de doença celíaca. Trata-se de um distúrbio do sistema digestivo que faz com que o sistema imunológico ataque o intestino delgado na presença de glúten. O glúten é uma proteína encontrada em alimentos que contêm trigo, cevada ou centeio. Meu amigo precisa ter cuidado porque sua intolerância ao glúten pode aumentar e causar problemas digestivos, fadiga, irritabilidade, depressão e vários outros problemas graves de saúde.

Jonathan é superativo, saudável e positivo porque aprendeu muito sobre a doença celíaca e sobre si mesmo. Ele se mantém fiel a uma ótima dieta porque aprendeu a administrar o que ingere para se manter saudável. Não consigo me identificar com ele em sua intolerância ao glúten porque adoro glúten! Mais glúten, por favor. Mas consigo me identificar com meu amigo porque também sofro com uma intolerância.

Eu tenho intolerância à incerteza.

A ansiedade é uma resposta natural ao enfrentar o desconhecido. Todos enfrentam incógnitas e incertezas. Perguntamos a nós mesmos: "O que o futuro reserva quanto a minha saúde, minha família, meu trabalho, minhas finanças, minhas amizades, ou minha agenda?"

Algumas pessoas gostam de encarar a incerteza. Elas adoram mudanças. Ficam entediadas com rotinas. O lema delas é: "Se não está quebrado, quebre!"[1] O que para nós é ansiedade, eles chamam de *diversão*. O desconhecido é uma grande aventura para eles. Eu não tenho nada em comum com eles.

Eu gosto de previsibilidade. Sou avesso ao risco. Quero saber o que está por vir para que eu possa me preparar. Quanto maior a incerteza, mais doente eu fico. Quando minha intolerância à incerteza fica *inflamada*, observo em mim os quatro Is: irregularidade, irritabilidade, insônia e irracionalidade.

Como Jonathan, preciso estar ciente do que absorvo (observando, lendo, ouvindo). Mas, ao contrário de Jonathan com sua doença, o caminho a seguir com a minha doença não é evitar a incerteza, mas estar aberto a ela.

A ansiedade tem a ver com o controle, com querer entender e se preparar para as incertezas da vida. Não há nada de errado em querer estar preparado. Isso nada mais é que responsabilidade. Mas a vida é tão cheia de incertezas que estar preparado para tudo é impossível.

Aqueles que lutam contra a ansiedade não ficam ansiosos com tudo. Talvez seja isso que torna a ansiedade tão confusa. As pessoas com ansiedade costumam ser atenciosas, produtivas e compassivas. Assumimos riscos o tempo todo e entramos sem

---

[1] Alusão a um ditado que diz "If it ain't broke, don't fix it!" — "Se não está quebrado, não conserte!" (N.T.)

nenhum problema em todos os tipos de situações novas, mas há algumas áreas que fazem nossa ansiedade disparar! Já saltei de paraquedas e dirigi um carro de corridas Nascar, e falo para milhares de pessoas todas as semanas. Sem problemas. Mas fico muito ansioso em eventos sociais e quando tomo grandes decisões que podem impactar negativamente as pessoas.

O que traz ansiedade a você?

A ansiedade acontece quando nos sentimos fora de controle de uma forma que nos é singular. Nós nos sentimos inseguros e faríamos qualquer coisa para nos livrar dessa sensação. De certa forma, nossa ansiedade não é apenas uma intolerância à incerteza, mas um vício em certeza. O vício é agravado pela nossa cultura que idolatra a certeza e o controle. Queremos que os mistérios sejam desvendados, os problemas, resolvidos e as dúvidas, sanadas.

Quando comecei a perceber minha própria luta contra a ansiedade, procurei alguns líderes de confiança em minha igreja. Eu queria que eles orassem por mim. Eu lhes disse: "Eu sofro de ansiedade. Luto com a incerteza e o desconhecido. Tenho sempre em meu cérebro perguntas como: 'Sou uma boa pessoa? Estou fazendo meu trabalho certo? As pessoas estão chateadas comigo? Estou preparado para o futuro?' E toda vez que procuro certeza e segurança, nunca encontro o suficiente delas. Então, acho que preciso de oração para aprender a viver com a incerteza."

Eles foram muito gentis. Ergueram-se ao meu redor em círculo, colocaram amorosamente as mãos em meus ombros e se revezaram em oração: "Deus, ajude Jason a saber, sem sombra de dúvida, que tu estás com ele. Ajude-o a saber com certeza que ele é um bom homem e está fazendo um ótimo trabalho. Que isso fique tão claro para ele quanto para nós. Obrigado por dar a ele essa certeza. Amém!"

Quando terminaram, pedi que se sentassem por um momento. E lhes disse: "Eu amo vocês. Muito obrigado por essa oração, mas talvez vocês não tenham entendido o que estou dizendo. Essa oração foi exatamente o oposto do que eu preciso. Não preciso de clareza; eu sou viciado em segurança. Meu modo de recair é passar de pessoa para pessoa, de oração para oração, de livro para livro, de comportamento para comportamento, tentando eliminar essa sensação ansiosa de incerteza. Eu preciso estar aberto à incerteza."

Eles me agradeceram por esclarecer e depois perguntaram se poderiam tentar novamente. Então eles oraram: "Deus, tu nos amas, quer acreditemos nisso ou o sintamos. Obrigado. Dê a Jason a certeza onde a certeza lhe for possível; e quando ela não for, ajude-o a continuar confiando em ti e continuar fazendo o que ele precisa fazer. E cerque-o de pessoas para ouvi-lo e amá-lo quando ele estiver passando por um momento difícil. Amém."

Essa oração foi maravilhosa porque equilibrava o que podemos conhecer e o que não podemos. Ela me lembrou uma das minhas citações favoritas da Bíblia, que diz: "As coisas encobertas pertencem ao Senhor, nosso Deus, mas as reveladas pertencem a nós e a nossos filhos" (Deuteronômio 29:29). Algumas coisas na vida sempre estarão envoltas em mistério, mas existe um Deus amoroso que nos fará saber o que precisamos saber.

À medida que continuamos essa jornada, façamos uma pausa nas horas que gastamos folheando livros e artigos na internet em busca de informações, em longos telefonemas com pessoas para obter garantias e com noites sem dormir nas quais tentamos responder às incógnitas. Vamos tentar abraçar a ideia de que a incerteza não é ruim, ela é normal. Ela faz parte da vida — parte do mistério do que significa ser humano. Isso pode parecer contraintuitivo, mas é o caminho a seguir.

Iniciativas

1 **Crie uma lista de certezas.** Faça uma lista de valores, crenças e convicções sobre os quais você tem certeza. Por exemplo, você pode não ter certeza de que está 100% saudável, mas pode ter certeza de que está saudável o suficiente para ler este livro e se relacionar com as pessoas que se importam com você. Inclua verdades objetivas, bem como seus valores, suas crenças, seus relacionamentos e suas habilidades. Quando você se achar focado no que não sabe, revise essa lista para se basear naquilo que você sabe com certeza.

2 **Abra mais espaço para a incerteza.** Identifique uma área de incerteza para trabalhar. Qual é a situação, o relacionamento ou o problema que parece não ter uma resolução clara? Provavelmente existem muitos, mas escolha um para experimentar. Talvez você prefira deixar essa pergunta sem resposta até terminar de ler este livro. Em vez de tentar encontrar uma certeza, tente dizer: "Ainda não sei." Essa frase pode parecer uma expressão de fracasso. Considere reavaliar a expressão "não sei" como uma declaração de aceitação da realidade. Novamente, o objetivo não é eliminar a incerteza, mas aprender a viver com ela.

3 **Entregue suas incertezas a Deus.** Quando sentir ansiedade por causa da incerteza, passe um momento de silêncio com Deus. Pode ser na forma de uma oração, respirando fundo ou simplesmente lembrando que Deus está com você. Nesses momentos, tente abraçar a incerteza como parte da história de sua vida, uma história muito maior que Deus está escrevendo amorosamente.

3

Observe antes de absorver

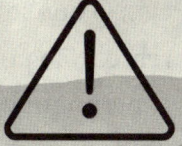

Quando você tem pensamentos invasivos e sensações indesejadas, pode desenvolver a prática de vivenciar esses pensamentos e essas sensações sem endossá-los.

Certo dia, Marie, minha mulher, me chamou em pânico: "Jason, acabei de receber este alerta de que há um problema sério com meu *software* e a empresa está solicitando acesso ao meu *laptop* para que possam me ajudar! Acho que estou com um vírus!"

Ao lermos o que estava aparecendo na tela, descobrimos algumas coisas. Primeiro, não tínhamos o *software* ao qual o alerta se referia. Em segundo lugar, havia erros de ortografia na mensagem. Levamos algum tempo para observar o que dizia o aviso e então... nós o ignoramos.

Aquele alerta era o que se chama *fearware*. *Fearware* é qualquer anúncio, *pop-up* ou solicitação projetado para atrair as pessoas, deixando-as com medo. Ele opera com base na suposição de que as pessoas acreditarão nas informações fornecidas por seus computadores. No nosso caso, quase funcionou.

O que se aplica ao computador também se aplica ao nosso cérebro. Não podemos acreditar em tudo que pensamos. Todos nós experimentamos pensamentos e sensações que não representam quem somos, o que acreditamos ou o que desejamos.

Talvez você tenha acreditado em um desses três mitos sobre pensamentos e sensações:

Mito 1: Posso controlar todos os meus pensamentos.
Podemos controlar alguns de nossos pensamentos, mas, às vezes, os pensamentos simplesmente *aparecem*. Eles são chamados de *automáticos*. Todo mundo os tem. Ideias e informações surgem em nossa cabeça o tempo todo sem que possamos decidir.

Isso me lembra uma cena do filme *Os caça-fantasmas*. Uma entidade maligna e invisível quer destruir Nova York e diz que irá incorporar qualquer forma que os caça-fantasmas estejam pensando naquele momento. Eles rapidamente concordam em limpar sua mente de quaisquer pensamentos, mas, em segundos, a entidade maligna começa a destruir Nova York na forma de uma de suas memórias de infância: o Homem de Marshmallow. Eles olham em volta se perguntando quem tinha esse pensamento em sua mente. O caça-fantasmas culpado confessa: "Não pude evitar. Ele apareceu na minha cabeça!"

Mito 2: Meus pensamentos automáticos representam meu verdadeiro eu.
Muitos de nós caímos na armadilha de acreditar que todos os nossos pensamentos e todas as nossas sensações brotam de alguma verdade central sobre nós mesmos ou de um aspecto fundamental

de nosso caráter. Mas a maior parte dos pensamentos e das sensações automáticos não tem qualquer significado.

Estive em Las Vegas recentemente. Eu estava olhando para a Las Vegas Strip de uma sacada e de repente me imaginei pulando. Você já teve esse pensamento? Não é incomum para as pessoas que estão em um lugar alto. A maior parte das pessoas que tem tais pensamentos não é suicida — então, por que esse pensamento acontece? Não temos certeza. Mas pensamentos automáticos de machucar a si mesmo ou outra pessoa não significam que isso seja o que você realmente quer ou deveria fazer.

Mito 3: Se eu sinto, deve ser verdadeiro.
Nossa cultura perpetua essa crença. E o que torna esse mito convincente é que muitas vezes tomamos decisões com base em nossas sensações e nossos sentimentos.[2] Mas só porque você sente algo não significa que seja verdade.

Eu estava me sentindo culpado outro dia. Liguei para meu amigo e perguntei:

— Eu ofendi você quando conversamos ao telefone alguns dias atrás? Tenho me sentido como se o tivesse ofendido.
— Não — ele respondeu.

Conversamos mais sobre isso e ele acrescentou:

---

2 O autor usa a palavra *feeling*, conceito psicológico que não difere as sensações "físicas" das "emocionais". Como temos na língua portuguesa essa flexibilidade conceitual, emprego as duas palavras conforme o contexto. Aqui, ele se refere ao sentido amplo da palavra. Para não repetir excessivamente "sentimentos e sensações", de modo geral usarei "sensações" tanto para seu sentido próprio quanto para o sentido geral, quando o contexto permitir ao leitor inferir que esse é o caso. (N. T.)

— Queria que você tivesse me ligado quando esse sentimento surgiu. Eu poderia ter poupado você de alguns dias de preocupação.

Precisamos investigar nossas sensações para decidir como devemos responder a elas.

Esses três mitos sobre nossos pensamentos e nossas sensações podem nos levar a espirais de preocupação, dúvida e confusão porque confundimos pensamentos e sensações automáticos com nossos valores, nossas crenças e convicções essenciais. Portanto, um hábito saudável importante para uma cura duradoura é observar nossos pensamentos e sentimentos antes de absorvê-los.

Eu tenho no meu celular um aplicativo chamado Headspace. Os criadores do Headspace sugerem que nos imaginemos sentados à beira da estrada, observando os carros indo e voltando. Carros grandes e carros pequenos, rápidos e lentos, tamanhos e cores diferentes, indo no mesmo sentido e no sentido oposto. Esses carros representam nossos pensamentos e nossas sensações. Há muita coisa acontecendo, e nosso primeiro impulso pode ser pular naquela rua e começar a orientar o tráfego. Mas eles sugerem que você se imagine apenas sentado, observando o tráfego.

A ideia é simples. Quando um pensamento ou uma sensação surge em sua mente, em vez de acreditar, corrigir ou tentar eliminar, apenas identifique sem julgamento. Quando aceitamos que pensamentos e sensações indesejados acontecem, podemos reconhecer com calma nossa ansiedade como algo que temos e com que estamos lidando. Essa é outra parte da normalização e nos preparará para nossos próximos passos rumo a uma cura permanente.

Eu mesmo apliquei isso algumas semanas atrás. Sentei-me para escrever esta seção do livro e, de repente, fui inundado por pensamentos e sensações indesejadas. Minha perna começou a balançar, eu não conseguia me concentrar e um pensamento surgiu em minha mente: "Este livro não vai ajudar ninguém!" Meu primeiro pensamento foi tentar extinguir o pensamento. Em vez disso, decidi parar um momento e observá-lo. Eu pensei: "Que interessante que minha perna esteja balançando e minha mente tenha disparado", e em vez de acreditar na mensagem autodestrutiva em minha mente, eu disse: "Puxa, esse pensamento que surgiu na minha cabeça é crítico mesmo."

Você vê a diferença? Da maneira mais imparcial possível, apenas fiz observações sobre meus pensamentos e minhas sensações, em vez de absorver tudo. Você pode estar se perguntando: "Mas e se o pensamento estiver errado? Preciso corrigi-lo, alterá-lo, consertá-lo... certo?" Com certeza, isso faz parte de um processo mais amplo chamado *reestruturação cognitiva*. É quando começamos a mudar a forma de processar nossos pensamentos e nossas sensações para nos alinharmos mais com nossas crenças e realidade primordiais. Falaremos sobre isso mais tarde.

Este é um bom ponto para nos lembrarmos da importância da autoaceitação. Brennan Manning disse certa vez: "A autoaceitação genuína não é derivada do poder do pensamento positivo, de jogos mentais ou da psicologia popular. É um ato de fé no Deus da graça." (Brennan Manning, *O evangelho maltrapilho*, Editora Mundo Cristão, 2005.) Grande parte de nossa ansiedade vem de nosso desejo bem-intencionado de sermos uma boa pessoa e tomarmos boas decisões. Aqueles que sofrem de ansiedade possuem alto senso de responsabilidade. A autoaceitação é uma forma de entregar todo o peso da responsabilidade a Deus e aprender a descansar em Jesus.

Iniciativas

1 Rotule pensamentos e sensações automáticos. Da próxima vez que um pensamento ou sentimento simplesmente surgir em sua cabeça, pare e rotule-o como um "pensamento ou sentimento automático". Diga a si mesmo que você não decidiu ter esse pensamento ou sentimento, por isso Deus não exige que você acredite ou obedeça de imediato. Lembre-se de que esse pensamento ou sentimento não reflete necessariamente quem você é, no que acredita ou o que é verdade.

2 Use um vocabulário livre de julgamentos. Quando você tiver um pensamento ou sentimento automático, não se julgue por isso. Se for uma mensagem crítica — algo como "você é feio" —, considere recebê-la de forma divertida, como: "Ah, olá, pensamento não solicitado!" Se você manifestar uma expressão física de ansiedade, tente descrever as sensações do seu corpo. Por exemplo, em vez de dizer "Estou com tanto medo. Sou um covarde", tente dizer: "Meu coração está acelerado e minhas mãos, suadas."

3 Identifique os mitos nos quais você acredita sobre pensamentos e sensações. Releia os três mitos desta seção. Qual deles ressoa mais fortemente com você? Trata-se de um mito que lhe foi ensinado em algum momento ou foi algo que você pegou enquanto crescia?

4

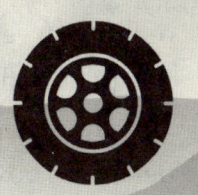

Faça *pit stops*

*Em cada experiência de ansiedade há um momento
de consciência em que você pode decidir
o que dizer a si mesmo e como responderá.
Aproveite ao máximo esses momentos.*

Um amigo meu que trabalha para a Nascar certa vez me convidou para assistir a uma das corridas de seu camarote. Alguém disse uma vez: "A Nascar é ótima se você é fã de curvas à esquerda."[3] Tendo estado lá, posso dizer que há mais do que curvas à esquerda. Foi emocionante, e passei o tempo fazendo muitas perguntas a meu amigo. Aqui está o que eu aprendi.

Quando um motorista está fazendo essas curvas e retas a mais de 160 quilômetros por hora, duas coisas estão acontecendo: os pneus estão se desgastando e a gasolina está acabando. Isso é esperado. Mas o piloto não consegue terminar a corrida com pneus gastos e tanque vazio. Há um momento de decisão em que

---

[3] A Nascar é uma associação que organiza corridas de automobilismo esportivo disputadas predominantemente em pistas ovais; por isso, há muitas corridas em que todas as curvas são à esquerda. (N. T.)

o piloto deve perguntar: "Preciso fazer o *pit stop* ou continuo?" Isso pode definir uma vitória ou a derrota na corrida.

Na metade da corrida, meu amigo perguntou: "Você quer descer aos boxes?" Eu fiquei, tipo: "Hum... sim!" Você já viu os carros entrarem para um *pit stop*? É uma coisa incrível de se assistir. Os pneus são trocados, o carro é reabastecido, os ajustes são feitos e, em seguida, o piloto recebe um sinal de "partir" e volta à corrida.

Tudo acontece em dez segundos. Dez segundos podem mudar todo o resultado do dia.

Tendemos a pensar que as respostas para nossos maiores problemas requerem horas — anos, talvez — de terapia introspectiva profunda ou medicação, mas pesquisadores descobriram que, assim como em uma corrida da Nascar, dez segundos podem fazer uma enorme diferença na alteração dos nossos padrões aprendidos de pensamento e sentimento.

Quero que você imagine sua luta contra a ansiedade como o ronco do motor daquele carro. Quando você enfrentar um momento de preocupação crônica, um pensamento invasivo ou um sentimento indesejado, imagine que está com pouca gasolina e seus pneus estão desgastados. Você pode querer pisar fundo o pedal no chão para sair rápido do ponto onde está ou apenas pisar no freio porque sente que algo está errado. Como alternativa, tente fazer um *pit stop*. Dez segundos podem ser tudo que você precisa.

Na minha experiência pessoal, os *pit stops* representam:

Reconhecer minha necessidade de ajuda.
É quando digo a mim mesmo: "Estou vivendo um momento de ansiedade." Às vezes, ela é facilmente reconhecível, como quando acontece um ataque de pânico. Outras vezes, é mais sutil, como um suspiro pesado que alguém percebe antes de mim. Esse

primeiro passo foi o mais difícil para mim porque minha maneira anterior de lidar com a ansiedade era ignorá-la, superá-la ou tentar acabar com ela. Reconhecer a necessidade de um *pit stop* é o primeiro passo.

Pausar o que estou fazendo.
Nos meus momentos de maior ansiedade, é como se eu estivesse no piloto automático. Meu coração está acelerado, minha perna está pulando descontroladamente e meus pensamentos estão correndo para todos os lugares (ou para lugar nenhum). Para reiniciar meu cérebro, mudo minha postura, respiro fundo, estico o pescoço, sinto um aroma que me acalma, concentro-me em uma tarefa diferente ou oro em silêncio. Como um piloto da Nascar, essas são maneiras de retomar com suavidade o volante do meu "ser que sente" e continuar minha corrida conforme planejado.

Dar-me dez segundos.
A maior desculpa para não cuidar de mim mesmo é: "Não tenho tempo." Sou uma pessoa motivada, responsável e focada nos outros. Não quero que o cuidado comigo mesmo atrase coisas mais importantes. Mas, para um piloto da Nascar, dez segundos bastam para um uso estratégico e calculado do tempo. E é todo o tempo de que preciso quando estou em meus momentos de ansiedade!

Nomear a ansiedade pelo que ela é.
É quando tento rotular a ansiedade pelo que ela é: um sentimento descontrolado gerado pelo meu cérebro que pode não representar a realidade. Também tento identificar o que está acontecendo em minha mente, meu corpo e meu coração. Estou me sentindo confuso, zangado, solitário, triste, inquieto? Posso não saber o que

está acontecendo. Tudo bem, também. Não estou tentando consertar, mudar ou extinguir minha ansiedade. Estou apenas levando dez segundos para rotulá-la.

Usar uma habilidade facilitadora.
Nesta última etapa, escolho alguma entre todas as habilidades que aprendi e decido qual se aplica melhor à minha situação específica. Assim como um piloto da Nascar pode ter uma necessidade diferente a cada *pit stop*, nem todo momento de ansiedade tem a mesma solução. Preciso fazer uma oração simples ou vulnerável, confrontar uma crença primordial, pedir ajuda a um ente querido, desfrutar um hábito saudável, permanecer no sentimento e expô-lo mais, colocá-lo na caixa de preocupações, beber um pouco de água ou apenas tomar uma decisão? É aqui que este livro será útil!

Você deve estar pensando: *dá para fazer tudo isso em dez segundos?* Sim. A ansiedade gasta apenas alguns segundos para nos inundar com o caos. Precisamos apenas de alguns segundos para iniciar o processo de recuperação do controle. O passo mais importante, contudo, é reconhecer a necessidade de um *pit stop*. É um momento de escolha ou liberdade. É um momento de consciência no qual você pode começar a recuperar o controle.

Ao iniciar essa prática, é possível que você só perceba o momento depois que ele passar. Você dirá: "Droga, tive um momento de clareza em que poderia ter parado e me recomposto. Perdi a chance." Se isso acontecer, não se culpe. Você o viu! Quando estiver lá de novo, tente pegá-lo. Quando isso acontece comigo, imagino-me como um piloto da Nascar que perdeu a entrada do *pit stop*. Digo a mim mesmo: "Na próxima volta, eu entro."

Iniciativas

1 Quando sentir a ansiedade, dê a si mesmo dez segundos. Da próxima vez que sentir a ansiedade, permita-se tirar dez segundos conscientes para si. Respire fundo e diga a si mesmo que está tendo um momento de ansiedade. Conte até dez calma e lentamente. Como na iniciativa no primeiro capítulo, considere viver um momento de gratidão por estar presente no momento.

2 Dê a si mesmo mais de dez segundos, se necessário. Se puder, escreva alguns pensamentos, algumas sensações e observações sobre o que está acontecendo com seu corpo. Eu mantenho uma página de anotações no meu telefone apenas para essa finalidade. Se estou com outras pessoas e preciso de alguns minutos, peço licença para ir ao banheiro e uso esse tempo para fazer anotações e reiniciar meu cérebro. O objetivo é dar a si mesmo alguns breves momentos para se recompor para que você possa voltar a participar da vida.

3 Crie um registro de humor. Anote seus momentos de ansiedade, pensamentos intrusivos e suas sensações indesejadas para ajudar você a encontrar seus padrões de ansiedade. Você percebe que sente mais ansiedade em determinados momentos, em situações específicas ou com pessoas específicas? Criar um registro de humor pode ajudar você a se preparar para uma melhor tomada de decisão no futuro. Estou incluindo aqui, como exemplo, um dos meus registros pessoais de humor. Mas na internet existem ótimos registros que você pode baixar, bem como programas para monitorar em dispositivos móveis seu estado de espírito.

Tabela 1 – Registro de humor

Registro de humor	Incidente	Pensamento	Sentimento	Intensidade	Notas
DOMINGO	cultos da manhã	Estou animado!	encorajado, alegria	8	
	cultos noturnos	Eu poderia ter feito melhor. Será que eu ajudei alguém?	deprimido, inquieto	6	Essas voltas para casa são emocionalmente difíceis. Como posso me preparar melhor para essa viagem?
	treino noturno	Preciso de algum tempo sozinho.	pacífico, catártico	8	
SEGUNDA-FEIRA	tempo de estudo	Este é um momento importante para Deus, para os outros e para mim.	energizado, curioso, grato	7	Preciso me organizar para fazer isso de manhã, não à tarde.
	respondendo *e-mails*	É melhor eu fazer isso agora.	realizado, aliviado	6	Ainda bem que fiz isso.
	conversa com crítico	As pessoas não me entendem.	irritado, confuso	7	Isso me desgasta. Quando e como posso mudar o modo de fazer isso?
	reuniões da tarde	Eu não quero estar aqui.	exausto, retraído	4	
	treino noturno	Não estou com disposição, mas meu futuro "eu" vai me agradecer.	determinado, retraído	4	Lembre-se de que nem sempre você estará a fim de fazer o que te faz bem.
TERÇA-FEIRA	reunião de equipe	Tenho a honra de trabalhar com essas pessoas.	grato, feliz	8	
	almoço com colega	Não sei com certeza para que esse almoço deve servir.	pensativo, taciturno	6	Não era isso que eu esperava.

	visitas hospitalares	Eu sinto falta de fazer isso.	cheio de propósito, realizado	9	Preciso encontrar mais tempo para isso.
	ensino noturno na escola	Isso é divertido, mas eu não gostaria de ter como emprego.	energizado, alegre	9	
QUARTA-FEIRA	reuniões matinais	Eu não sei o que estou fazendo.	inquieto, ansioso	7	Preciso fazer reuniões à tarde.
	discussão de RH	Garantir que as pessoas sejam tratadas com justiça é importante para mim.	responsável	6	Como eu poderia melhorar nisso? Estou abrindo espaço para celebrar quanto isso é importante para mim?
	reunião de família	Eu quero um tempo sozinho!	estressado, afastado	4	
	treino noturno	Eu tenho tanta coisa para fazer.	estressado	6	
QUINTA-FEIRA	retiro de liderança	Sou um bom líder?	curioso, contente	8	
	reunião da comunidade	Que pessoas ótimas!	feliz	8	Eu gostaria de fazer isso mais vezes.
	reunião de orçamento	Eca!	frustrado, ansioso	4	Eu gostaria de fazer menos isso.
	declaração de imposto à noite	Eu sou tão desorganizado.	frustrado, assustado	10	Sou organizado e preparado, mas isso me perturba.
SEXTA-FEIRA	indo a leilões	tempo para mim!	relaxado, curioso	10	
	tempo de lazer com a família	Eu gosto disso, mas eu deveria estar fazendo alguma outra coisa?	relaxado, inquieto	9	Aprenda a viver com a tensão de não fazer nada.

	treino noturno	Estou feliz por estar me cuidando.	empoderado, motivado	8	
SÁBADO	projetos domésticos	Eu gostaria de ter mais ajuda com isso.	determinado, frustrado	6	
	sair com Marie	Posso me aposentar e viver sempre assim?	feliz, tranquilo	10	Eu gostaria que tivéssemos planejado com um pouco mais de antecedência.
	ensaio do sermão da noite	Estou nervoso, mas de uma forma divertida.	animado, esperançoso	9	Tenho algum medo subjacente de que esta mensagem não atinja o alvo.

5

Você não está só

*A ansiedade cresce na solidão.
Em vez de se isolar por vergonha, você pode
convidar Deus e seus entes queridos
de confiança a participar de sua ansiedade.*

Quando minha filha era pequena, tinha o próprio quarto. Ela o adorava — exceto na hora de dormir. Ela tinha medo de ir para a cama sozinha. Então, eu lia um livro para ela, orava e depois me deitava na cama com ela por alguns minutos até que ela dormisse. Minha filha achava isso reconfortante. Quando me lembro daqueles anos, fico muito feliz por ter passado esse tempo com ela.

Uma dessas noites ficou marcada na minha memória. Lemos, oramos e apagamos as luzes. Estava escuro e silencioso. Estávamos deitados ali por cerca de dez minutos quando minha filha perguntou baixinho: "Pai, você ainda está aqui?" Eu disse que sim, e ela logo adormeceu. Perguntei a ela sobre isso algumas noites depois. Ela disse: "Às vezes, ainda estou acordada, mas não tenho certeza se você ainda está no quarto. Passo alguns minutos me perguntando se devo perguntar se você ainda está comigo."

Fiquei triste ao imaginá-la naqueles minutos, se perguntando se estava sozinha.

A ansiedade é solitária. Em nossos momentos mais ansiosos de pânico, pensamentos inquietos, medo e ruminação, parece que ninguém pode nos ajudar. Como minha filha naquele momento escuro e silencioso, nosso coração ansioso quer saber: "Tem alguém aí? Alguém entende o que estou passando? Estou só?"

Você não está só.

Pode parecer que sim, mas não está.

A ansiedade pode ser embaraçosa. Esse é um sentimento muito normal. Podemos sentir que ninguém entende nossa luta, então nos escondemos e nos isolamos. Isso parece mais seguro. Em nossa insegurança sobre o desconhecido, procuramos um lugar no qual temos o controle. Como não podemos controlar as respostas dos outros, tendemos a excluí-los e a agir sozinhos.

Nossas experiências negativas também podem ter nos ensinado a nos esconder. A primeira vez que falei sobre minha ansiedade na igreja, uma mulher bem-intencionada me disse acreditar que eu tinha um "espírito de medo" e perguntou se poderia orar por mim para "remover esse espírito maligno permanentemente". Isso só me fez voltar a me esconder. Eu preciso me lembrar constantemente de que não tenho de me isolar.

A personalidade também influencia nossa ansiedade. Eu sou introvertido. Sou um pensador e um sonhador. Passo muito tempo explorando ideias na minha cabeça. Isso me permite ser estratégico, criativo e empático. Acredito que isso é parte de como Deus me fez. Isso também tem um lado sombrio. Eu rumino sobre as coisas e, se eu não controlar, meu pensamento excessivo pode me levar a ainda mais ansiedade. Eu preciso ter cuidado ao ruminar sozinho.

Algumas pessoas têm administrado a ansiedade de maneiras não tão saudáveis em seus relacionamentos. Podemos conhecer alguém com um problema que não consegue resolver. Sentimos que, se não podemos ajudar essa pessoa, temos menos valor. Podemos ficar obcecados em ajudar. Isso pode estar enraizado em algo chamado *apego ansioso*. O apego ansioso acontece quando nossos primeiros relacionamentos não forneceram a segurança e a proteção de que precisávamos. À medida que envelhecemos, podemos nos sentir incompletos sem um parceiro, ser atraídos para relacionamentos tóxicos ou nos tornar compulsivos em tentar ajudar as pessoas. Nessas situações, nossos relacionamentos podem reforçar a ansiedade, em vez de nos ajudar a encontrar a liberdade.

Relacionamentos saudáveis são muito importantes na cura permanente da ansiedade. Eles são uma maneira de cuidarmos de nós mesmos. Podem nos encorajar, nos confortar e nos desafiar. É nos relacionamentos com Deus e com os outros que podemos nos sentir aceitos e conhecidos. Eles também nos ajudam a seguir em frente.

Aqui estão algumas características de relacionamentos saudáveis:

Vulnerabilidade. A ansiedade nos leva a nos proteger, então precisamos de relacionamentos nos quais possamos ser sinceros mutuamente. Mas os relacionamentos são confusos. São frágeis e envolvem riscos. Em vez de esconder o que estamos pensando ou sentindo, podemos dizer às pessoas o que está acontecendo dentro de nós. Em vez de nos protegermos de ser feridos, podemos dizer às pessoas que nos sentimos feridos. Podemos deixá-las saber o que nos perturba e como elas podem nos ajudar em nossos momentos de ansiedade. Também podemos reconhecer nossos comportamentos ansiosos do tipo "empurrar/puxar". Afastamos as pessoas ("Você me feriu!") e as puxamos para mais perto ("Você se importa comigo?"). Enquanto trabalhamos para ficar mais saudáveis, podemos confessar para as pessoas mais próximas como isso é confuso.

Reciprocidade. A ansiedade costuma se manifestar em relacionamentos desequilibrados. Ou somos aqueles que ajudam ou precisamos constantemente da ajuda dos outros. Mas precisamos de relacionamentos em que cuidemos igualmente uns dos outros. Se, em um relacionamento, formos ajudadores, podemos tentar expressar nossas necessidades e desejos para a outra pessoa e deixá-la nos ajudar também. Pode parecer egoísta, mas não é. Podemos aprender também que ouvir é uma forma de ajudar. Se estamos continuamente procurando segurança e conforto na outra pessoa (ou pessoas), podemos tentar esperar que o conforto e a segurança venham naturalmente, sem ser solicitados. Não há problema em pedir segurança, mas ter perguntas, dúvidas e alguma ansiedade é normal em relacionamentos íntimos.

Leveza. A ansiedade faz com que vejamos o mundo como um lugar sério. Talvez pensemos que toda conversa deve ser profunda e toda interação, "produtiva". Precisamos de relacionamentos nos quais possamos rir juntos, nos divertir juntos e aproveitar a companhia um do outro sem ter de resolver um problema, analisar nossas sensações ou resgatar um ao outro. A alegria e o riso liberam a tensão e o estresse. Eu tento mantê-los como uma prioridade.

O relacionamento mais importante da vida é o nosso relacionamento com Deus. Quer sintamos ou acreditemos, Deus está conosco o tempo todo. Essa é a promessa repetida de Deus em toda a Escritura (Salmos 23:4; Isaías 41:10; Mateus 28:20; Romanos 8:38-39). Quando nos sentimos mais sozinhos, incompreendidos e confusos, a criancinha dentro de nós pergunta: "Tem alguém aí? Estou sozinho?"

Deus responde: "Eu estou com você."

Apreciar a presença de Deus, em vez de tentar deixá-lo orgulhoso, tem sido algo que venho tentando entender cada vez mais. No passado, eu ia a Deus com todos os meus sucessos e realizações. Eu queria um tapinha cósmico nas costas. Outras vezes, eu fui a Deus com uma lista de problemas, esperando por uma solução sobrenatural que resolvesse meus problemas e minhas sensações ligadas à ansiedade. Mas estou aprendendo que, em meus momentos de maior ansiedade, posso ir a Deus e experimentar algo muito mais útil: a presença, a aceitação e o amor de Deus.

Iniciativas

1 **Identifique seus relacionamentos mais vivificantes.** Faça uma pequena lista das pessoas ao lado de quem você se sente amado, aceito e conhecido. Com quem você se sente mais seguro para expressar seus pensamentos e suas sensações? Com quem você se sente menos sozinho? Quem em sua vida expressou lutas contra a ansiedade semelhantes à sua? Reserve um tempo nesta semana para agradecer a essas pessoas por sua presença em sua vida.

2 **Cresça em seus relacionamentos íntimos.** Releia as três características dos relacionamentos saudáveis: vulnerabilidade, reciprocidade e leveza. Você experimenta isso com as pessoas que incluiu em sua pequena lista? Como você poderia experimentar mais vulnerabilidade, reciprocidade ou

diversão? Talvez você possa pedir a alguém mais próximo para ler este livro também e discutir como isso pode afetar seu relacionamento.

3 Reflita sobre a presença de Deus prometida e realizada em sua vida. Em seu próximo momento de ansiedade, em vez de pedir a Deus que tire sua ansiedade ou resolva o problema, tente se lembrar de que ele está com você naquele momento. Não tente sentir a presença de Deus. Leia as promessas de Deus (Salmos 23:4; Isaías 41:10; Mateus 28:20; Romanos 8:38-39) e aceite-as como verdadeiras, mesmo que suas sensações não estejam alinhadas com elas. Agradeça a Deus por estar presente e não julgar você por sentir o que você sente.

6

Ore como Jesus

A ansiedade pode transformar a oração em uma incansável tentativa de encontrar previsibilidade e segurança. Jesus convida você a orar com simplicidade e vulnerabilidade.

Eu tenho em minha garagem uma bolsa em que guardo todas as minhas ferramentas. Tenho pensado em comprar um painel organizador para pendurar todas elas acima da minha bancada, de modo que eu possa encontrá-las facilmente. Por enquanto, elas ainda estão na bolsa.

Outro dia, precisei consertar uma coisa em casa. Fui até a garagem e comecei a vasculhar a bolsa. Foi frustrante. Havia muitas ferramentas dentro dela, e eu não conseguia encontrar a que eu queria. Tirei da bolsa a ferramenta mais à mão e disse: "Acho que esta serve para o que eu vou fazer." Quase imediatamente, lembrei-me desta sabedoria convencional: trabalho certo, ferramenta errada, trabalho malfeito... e ferramenta estragada.

Vasculhar aquela bolsa em busca da ferramenta certa me fez pensar sobre como a oração tem sido uma dificuldade em minha vida. Às vezes, minha oração consiste em procurar as palavras, a linguagem, as técnicas e as formas certas de oração para tentar fazer com que Deus me responda e me dê o que preciso.

Lembro-me de orar certa noite: "Deus, minha mente está indo a mil por hora. Não consigo dormir. Estou muito preocupado. Dê-me paz. Dê-me uma resposta para este problema. Ajude-me a pensar sobre ele da maneira certa para que eu possa descansar minha mente." Eu estava apalpando e procurando a ferramenta certa, mas não conseguia encontrá-la.

Talvez você se identifique.

Talvez você ore de forma inquieta.

Talvez sua ansiedade tenha feito você desistir da oração.

Talvez você não ore, mas se pergunte se a oração poderia ajudar.

Quando Jesus ensinou as pessoas sobre a oração, ele tentou abordar a mesma busca incansável que eu vivo (e talvez você também). As pessoas da época de Jesus acreditavam que, se fizessem orações longas, as repetissem ou conhecessem algum tipo de linguagem sobrenatural para orar, seria mais provável que Deus as ouvisse e lhes desse o que precisavam. Isso criava muita ansiedade nas pessoas.

Seja qual for o ponto em que você se encontre na relação entre ansiedade e oração, creio que Jesus tem duas palavras que podem ajudar em seu relacionamento com Deus na oração: *simplicidade* e *vulnerabilidade*.

Vejamos a primeira palavra: *simplicidade*.

A abordagem de Jesus à oração era dramaticamente simples. Enquanto outros em sua época vasculhavam suas bolsas de ferramentas religiosas, pegando emprestado todo tipo de abordagem e técnica para descobrir como se relacionar com Deus, Jesus sugeriu um modelo simplificado conhecido como o Pai-Nosso, a Oração do Senhor. Embora muitas pessoas tenham recitado essa oração palavra por palavra, ela não é apenas uma receita, mas também uma descrição das coisas que Deus nos recomenda focar. Essa oração foi escrita e repetida de muitas formas diferentes. O essencial dela é assim:

> Pai nosso, que estás nos céus! Santificado seja o teu nome.
> Venha o teu Reino; seja feita a tua vontade, assim na terra como no céu.
> Dá-nos hoje o nosso pão de cada dia.
> Perdoa as nossas dívidas, assim como perdoamos aos nossos devedores.
> E não nos deixes cair em tentação, mas livra-nos do mal, porque teu é o Reino, o poder e a glória para sempre. Amém.
> (Veja Mateus 6:9-13; Lucas 11:2-4.)

Quando estamos ansiosos, a oração pode se transformar em uma luta noturna em busca de respostas, bênçãos e sabedoria. Quando estamos obcecados, a oração pode se tornar um ritual compulsivo, como lavar as mãos, ruminar ou acumular. Pode parecer nobre porque é um ato espiritual, mas pode ser apenas uma tentativa de extinguir nossos pensamentos e nossas sensações de ansiedade.

A oração é uma forma de nos lembrarmos de que estamos sempre na presença de Deus. Ela também nos lembra de que Deus nos ama e tem planos maiores do que podemos imaginar. Somos lembrados de que todos devem lançar "sobre ele toda a sua ansiedade, porque ele tem cuidado de vocês" (1 Pedro 5:7). Podemos encontrar grande paz e conforto na oração, mas ela não é uma fórmula mágica para eliminar a ansiedade.

Eu costumava orar sem parar, esperando que, se orasse por tempo suficiente ou com eloquência suficiente, minha ansiedade seria aliviada. Mas isso mudou. Agora, quando estou ansioso, às vezes oro o Pai-Nosso (literalmente ou com minhas próprias palavras) e, então, pronto. Minha tentação é orar mais porque não sinto como se só isso bastasse. Estou aprendendo a ter breves e significativos encontros com Deus na oração, em vez de usar a oração como uma ferramenta para que Deus me ajude a me livrar da ansiedade.

Vejamos a segunda palavra: *vulnerabilidade*.

Como Jesus orava quando estava ansioso? Felizmente, os escritores da história da vida de Jesus fizeram questão de incluir dois momentos dramáticos de oração da vida de Jesus, quando ele estava cheio de ansiedade. Isso pode nos ajudar a orar quando estivermos ansiosos.

Um desses momentos de ansiedade foi a noite em que Jesus foi preso. Ele sabia que seria morto em breve e fez uma oração simples do fundo de seu ser: "'Minha alma está profundamente triste' [...] Indo um pouco mais adiante, prostrou-se com o rosto em terra e orou: 'Meu Pai, se for possível, afasta de mim este cálice.'" (Mateus 26:38-39)

O outro momento ansioso de oração de Jesus foi durante sua crucificação. Ele sentia dor e solidão. Sofrendo e exausto, ele gritou: "Meu Deus! Meu Deus! Por que me abandonaste?" (Mateus 27:46) Em vez de clamar com suas próprias palavras, ele citou Salmos 22, que é um cântico hebraico escrito para a oração em tempos de angústia.

Ambos os momentos mostram Jesus usando uma antiga forma de oração chamada *lamento*. Orações de lamento são emocionalmente sinceras e nos convidam a usar quaisquer palavras que precisamos para expressar o que estamos sentindo. São orações confusas e cruas, e mostram que Deus é capaz de lidar com nossos pensamentos e sentimentos. Elas também são orações autocompassivas porque nos lembram que não há problema em ser honesto com Deus.

Quando estou ansioso, às vezes faço orações de lamento. Confio que posso dizer a Deus exatamente o que estou sentindo, mesmo quando tudo soa confuso e repleto de dúvidas. Novamente, o objetivo da oração não é obter certeza absoluta ou encerrar pensamentos ansiosos. O lamento nos convida a reconhecer dúvidas e medos, lembrando que somos profundamente amados.

Iniciativas

1 **Faça a Oração do Senhor esta semana.** Ore do jeito que ela aparece escrita. Considere escrevê-la com suas próprias palavras. Entre uma linha e outra, pare e reflita silenciosamente sobre como aquela oração ajuda você a estar mais perto de Deus e dos outros. Ao terminá-la, diga para si que Deus está satisfeito com o que você fez (mesmo que isso não corresponda aos seus pensamentos e sentimentos). Você orou da maneira que Jesus disse para orar. Agarre-se a isso.

2 **Faça uma oração de lamento.** Tente dizer a Deus algo que você nunca disse a ninguém. Não se segure. Se você tiver dificuldades, considere escrever uma oração de lamento. Comece com seus pensamentos e sentimentos crus. Se eles expressarem confusão ou desejo por algo diferente, peça a Deus para fazer algo específico e, em seguida, termine imaginando-se no futuro, quando as coisas tiverem mudado. Como exemplo, incluí no fim deste capítulo uma de minhas orações de lamento.

3 Considere fazer orações que abraçam a incerteza.

Uma oração muito popular para pessoas que trabalham em meio a dificuldades e recuperação é chamada de Oração da Serenidade (atribuída a Reinhold Niebuhr). Por muitos anos, orei diariamente. Talvez ela possa ajudar você também.

Deus, concede-me a serenidade para aceitar as coisas que não posso mudar, a coragem para mudar as coisas que posso e a sabedoria para distinguir a diferença.

Vivendo um dia de cada vez, aproveitando um momento de cada vez; aceitando as dificuldades como um caminho para a paz; tomando, como Jesus tomou, este mundo pecaminoso como ele é, não como eu gostaria que fosse; confiando que tu farás todas as coisas certas se eu me render à tua vontade; para que eu possa ser razoavelmente feliz nesta vida e supremamente feliz contigo na próxima. Amém.

CRIANDO UMA ORAÇÃO DE LAMENTO

A maior parte das minhas orações de lamento são espontâneas, mas, para me ajudar a expressar tudo o que estou sentindo, uso um acróstico simples baseado nos elementos comuns das orações de lamento nos Salmos:

Listar seus problemas
Autorizar que suas emoções fluam
Manifestar seu pedido
Examinar a si mesmo
Notar a obra realizada por Deus
Ter fé na fidelidade de Deus
Observar Deus agindo

UMA ORAÇÃO DE LAMENTO

Deus, aqui estou eu novamente com as mesmas coisas. Meu cérebro está girando e fora de controle. Estou ansioso com tantas coisas que nem consigo parar para nomeá-las individualmente. Estou tão estressado agora. Estou desapontado comigo mesmo por não estar mais no controle, sinto que tua paciência comigo está se esgotando e também me sinto culpado por pensar assim sobre ti. Estou bem cansado desses pensamentos e sentimentos negativos.

Deus, ajuda-me agora. Faz as espirais de preocupação em meu cérebro pararem de uma vez, ou apenas me faz lembrar que, mesmo com elas, tu estás comigo. Não permita que eu seja soterrado por todos esses pensamentos e protege-me das maneiras doentias que tento me livrar deles. Sei que não tenho dormido tanto quanto preciso, e isso só aumenta o problema. Também estou voltando ao meu costume de pensar "Basta eu me esforçar mais, não preciso da ajuda de ninguém", por isso meio que me isolei. Mas sei que estou sendo mais sincero do que nunca contigo e comigo, então estou melhor do que antes.

Deus, tu sempre me ajudaste em tempos difíceis. Tu já fizeste isso com outros, fizeste com Jesus, fizeste comigo e farás de novo. Às vezes, tu demoraste mais do que eu desejava, mas costumo aprender coisas mesmo nessas situações. Não sei o que tu farás a seguir, mas quero ficar perto de ti porque sei que me amas. Eu sei que não posso confiar que as coisas vão acontecer como eu quero ou espero, mas eu confio em ti. Então, ajuda-me a focar menos o resultado e mais quem estou me tornando por estar mais perto de ti. Obrigado. Amém.

7

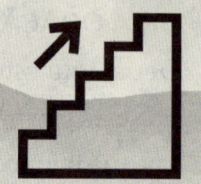

Cuide de todo o seu ser

A ansiedade pode não desaparecer completamente, mas comer direito, dormir bem, fazer exercícios e cuidar da sua alma vai reduzir o controle da ansiedade sobre sua vida.

"**Faça uma caminhada...** são apenas 2.744 passos!" É assim que a cidade de Manitou Springs anuncia a Incline, sua trilha de caminhada recreativa no flanco leste da montanha Pikes Peak, no Colorado. A caminhada é uma subida de mais de 600 metros ao longo de menos de 1,7 quilômetro, com trechos de inclinação superiores a 68%.

— São apenas 2.744 passos! — também foi assim que meu amigo, um experiente praticante de trilhas e homem do ar livre a apresentou a mim e a um grupo de homens que planejava se encontrar no Colorado.

— Você malha? — perguntou ele.

— Não — respondi.

— Você corre?

— Só se alguém quiser me bater — disse eu com um sorriso.

— Bem — retrucou ele —, comece a cuidar de si mesmo e faça algumas caminhadas e corridas para aumentar sua resistência. Acho que você aguenta a Incline. Vai ser ótimo.

Esse convite deu início a uma época única em minha vida. Comecei a dar atenção à minha saúde como um todo — corpo, alma e mente. Descobri que muitas das minhas lutas contra a ansiedade estavam ligadas a um desequilíbrio em uma ou mais dessas três áreas.

Algumas pessoas lutam há anos, acreditando que a resposta para a ansiedade é "pensar direito". Mas a ansiedade não está totalmente em nossa cabeça — porque nós não estamos totalmente em nossa cabeça! Somos maravilhosa e intimamente misturados, como seres humanos completos.

A ansiedade é uma reação complexa ao ambiente que envolve tudo o que somos, desde nossos órgãos corporais, como o cérebro e o coração, passando por nossos hábitos, como comer, beber, fazer a digestão e dormir, até nosso bem-estar espiritual e mental, incluindo nossas crenças primordiais e valores, amizades e diálogo interno.

Comer e beber. Ao me preparar para a Incline, comecei um programa de alimentação que incluía refeições menores e balanceadas ao longo do dia. Também aumentei a ingestão de água: percebi que vinha comendo demais há anos porque confundia fome com sede. Mudar meus hábitos alimentares e de hidratação me ajudou a me concentrar e me sentir melhor. Ter uma dieta balanceada, manter-se hidratado e evitar álcool e cafeína pode ter efeitos tremendos na ansiedade. Manter-se hidratado e metabolizar lentamente os carboidratos também pode ajudar a manter estáveis os níveis de açúcar no sangue, ajudando a nos sentirmos mais calmos.

Dormir. Eu ronquei por anos. Depois de concluir um estudo do sono, descobri que tenho apneia do sono. Comecei a usar um CPAP (um aparelho que mantém a pressão contínua nas vias aéreas) e, depois de alguns meses, tinha mais energia e meu humor havia melhorado. Acredito que parte da minha ansiedade e depressão resultava da privação de sono.

Descansar. O sono é importante, mas o descanso também. O descanso é uma sensação de calma e inatividade em nossas horas de vigília. Um bom sono e um bom descanso estão ligados ao processo de acalmar nossa mente ansiosa. Precisamos fazer do sono e do descanso uma prioridade. Isso pode incluir exercícios e evitar longos cochilos para que estejamos cansados ao fim do dia, o que nos ajudará com a insônia.

Digestão e saúde intestinal. As pesquisas estão apenas começando a revelar a importância do sistema digestivo para a nossa saúde geral. Hoje os especialistas acreditam que a maior parte da serotonina[4] do corpo é produzida no revestimento do trato digestivo. A Faculdade de Medicina da Universidade de Harvard reconheceu o crescente campo da psiquiatria nutricional, que verificou como a irritação nos intestinos e no trato digestivo pode enviar sinais ao cérebro, causando alterações de humor. Melhorar nossa saúde intestinal pode ajudar com a ansiedade.

---

4 O neurotransmissor responsável pelos sentimentos de contentamento e felicidade.

Saúde cerebral. Nosso cérebro é um órgão complexo que contém quatro substâncias químicas que podem melhorar nosso humor: dopamina, endorfinas, oxitocina e serotonina. Novos pensamentos e comportamentos podem estimular essas substâncias químicas dadas por Deus e, se necessário, existem medicamentos simples que prolongam a presença dessas substâncias químicas em nosso cérebro. Meu amigo Chris, diretor clínico de um centro de aconselhamento, ajudou a mim e a minha esposa a pensar sobre medicamentos, comparando-os às boias usadas por quem aprende a nadar. Às vezes, as pessoas precisam delas a longo prazo, mas, geralmente, são uma ajuda temporária até que possamos aprender novas habilidades.

Disciplinas espirituais e serviço ao próximo. Alguém certa vez perguntou a Jesus: "Qual é o maior mandamento da Bíblia?" Em seu costume de responder às perguntas de forma surpreendente, ele disse: "Há dois. Ame a Deus de todo o coração, mente, alma e força. E ame o próximo como a si mesmo." (Ver Mateus 22:34-40.) A ansiedade pode levar a pessoa a pensar demais apenas em si. Para viver a vida rica e significativa que nos foi destinada, Jesus nos convida a olhar para Deus e para os outros. Desenvolver nossa vida espiritual por meio de oração, leitura, canto e serviço ao próximo pode nos ajudar com nossa ansiedade.

Como você está cuidando de si como um todo?
Talvez você esteja lidando com seu estresse trabalhando muito, e encontrar uma maneira de dormir melhor ou descansar mais lhe seria útil. Talvez sua dieta não seja a melhor que poderia ser. A questão não é alcançar o seu peso ideal ou se comparar com os outros. Trata-se de cuidar com gratidão do corpo que Deus lhe deu.

Talvez alguns medicamentos possam ajudar você a se manter estável à medida que aprende novos hábitos saudáveis. Ou talvez haja um anseio espiritual mais profundo em sua vida. Este pode ser um momento para revisitar seu relacionamento com Deus e a igreja.

Antes de prosseguirmos, vamos fazer uma pausa e comemorar. Você completou sete capítulos deste guia!

Eu quero lhe dizer: você consegue!

A ansiedade é algo difícil, e você tem muita coragem. Você pode não sentir que foi muito longe, mas está no caminho certo. Quer este seja o primeiro livro sobre ansiedade que você lê ou o centésimo, também é preciso muita coragem para pegar um livro e chegar até aqui. Muito bem!

A propósito, eu completei a Incline! Foi brutal, mas consegui. A preparação para aqueles 2.744 passos fez maravilhas para mim física, emocional e espiritualmente. Também me ajudou a dar novos passos com minha ansiedade.

Iniciativas

1. **Faça um check-up com seu médico.** Consulte um médico e faça todos os exames recomendados. Identifique um aspecto de sua saúde que possa ser melhorado e crie uma meta positiva e alcançável. Por exemplo: "Vou me permitir apenas algumas bebidas açucaradas por semana." Ou: "Vou diminuir meu colesterol antes da próxima consulta." Além disso, depressão e ansiedade podem ser identificadas em consultas médicas. Se essa avaliação não estiver no escopo, peça sua inclusão. Isso foi muito útil para mim.
2. **Comece a relizar alguma atividade física.** Fomos criados para sermos fisicamente ativos. O exercício aumenta certas "substâncias químicas felizes" em nosso cérebro.

Acredito que a liberação de serotonina em nosso cérebro é a maneira de nosso Criador nos dizer "de nada" quando vivemos no mundo de maneira saudável. O exercício também pode reajustar seus horários de sono por fazer você se cansar. Escolha algo simples e possível. Decidi fazer uma caminhada de 20 minutos ao fim de toda tarde. Isso me ajudou a reduzir os momentos de ansiedade à noite.

3 Envolva-se na igreja. Se você não estiver ligado a uma igreja, encontre uma que se esforce por explicar como viver os ensinamentos de Jesus de maneira prática e envolva-se com ela. Aprenda mais sobre Deus e a Bíblia, cante e adore com outras pessoas, construa novos relacionamentos e seja voluntário quando necessário. Nutrir seu relacionamento com Deus e servir aos outros são essenciais para o sentido de uma vida plena em Cristo. O apóstolo João escreveu: "Querido amigo, espero que tudo esteja bem com você e que você seja tão saudável no corpo quanto forte no espírito." (Ver 3 João 2.)

8

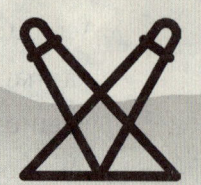

Veja a preocupação como um dom

A preocupação consome muita energia, mas pode ser útil. Em vez de tentar se livrar dela, você pode tente transformá-la em algo positivo.

Lembro-me da primeira vez que me apresentei em um palco no ensino médio. Todos em nossa aula de teatro teriam de encenar uma cena curta e depois ter seu desempenho avaliado. Alguns de vocês estão começando a suar só de imaginar isso!

Eu estava ao lado do palco, olhando nervosamente para a minha professora. Ela se aproximou e perguntou:

— O que há de errado?

— Tenho medo de estragar tudo — respondi.

— Bom — disse ela —, sua preocupação lhe dará o que você precisa para sua *performance*. Canalize esse medo em ação positiva. Use-o, não deixe que ele o use.

Eu fiz o que ela disse. Quando minha voz meio que falhou, decidi falar mais alto e com mais autoridade. Quando me senti nervoso, canalizei essa energia para meus gestos. Em um ponto, esqueci minhas falas. Minha mente começou a vagar, então apenas peguei um pensamento aleatório e comecei a improvisar as palavras até conseguir voltar para o roteiro. Deu tudo certo!

O conselho que minha professora de teatro do ensino médio me deu para enfrentar meu nervosismo também pode ser aplicado à ansiedade. Podemos transformar nossa ansiedade e nosso medo em algo bom.

A preocupação pode ser um dom.

Deus nos deu a preocupação (ou o medo) como uma resposta a ameaças reais ou vistas como tal. Quando sentimos que há algo com que devemos nos preocupar, nosso corpo responde automaticamente e nos prepara para lutar, fugir, congelar ou bajular. Quando enfrentamos essa enxurrada de respostas automáticas, podemos reconhecê-la como preocupação e dizer: "Vou usá-la, em vez de deixar que ela me use."

Eu tenho usado esse conselho por anos em meu trabalho como pastor. Muita gente pensa que os pastores são pessoas confiantes, ousadas e nada ansiosas, mas isso não é verdade. Muitos de nós somos inseguros, cheios de dúvidas e hesitantes, mas acreditamos que nosso chamado é maior do que nossa preocupação.

Eu fico preocupado o tempo todo.

Antes de entrar no quarto de hospital de alguém que está doente ou morrendo, sinto um frio na barriga. Antes de falar na minha igreja, minha mente fica bagunçada e eu tenho *brancos*. Enquanto me preparo para iniciar uma sessão de aconselhamento com alguém, uma voz em minha cabeça diz: "Você não tem ideia do que está fazendo."

Em vez de deixar a preocupação me usar, estou aprendendo a usá-la. Se me sinto ansioso na hora de aconselhar alguém, redireciono essa ansiedade para a curiosidade. Eu faço perguntas. Se minha mente estiver descontrolada quando chego ao hospital para uma visita, concentro essa energia nervosa em dar uma olhada rápida ao redor do quarto para saber o que está a meu redor. Se minha mente ficar em branco enquanto me preparo para falar na frente de um grupo, direi a mim mesmo: "Bem, pelo menos não estou no piloto automático. Estou bem aqui no momento!" Dessa forma, não apenas executo o que preparei, mas também tento ser eu mesmo.

Frequência cardíaca aumentada, olhos dilatados, descarga de adrenalina e hiperfoco (também chamado de *ultravigilância*) são maneiras de o cérebro tentar se preocupar com uma ameaça. Mas não vamos desperdiçar com preocupações toda essa forte energia. Vamos redirecioná-la para viver nossa vida porque precisamos dela! Existem certos níveis de tensão mental, emocional e fisiológica de que precisamos para nos destacar em criatividade, saúde física e nossos objetivos de vida. O que às vezes chamamos de *preocupação*, os especialistas em desempenho chamam de *trabalhar a partir do nível ideal de ansiedade*. Aqui estão alguns exemplos:

Criatividade. Eu tenho um amigo que é um músico e compositor incrível. Ele sofre muito com a ansiedade. Se você perguntar, ele dirá que, às vezes, "precisa escrever". A criatividade é uma maneira de redirecionar a ansiedade para algo belo.

Mas também há algo mais. Acredito que a razão pela qual suas melodias e letras são tão bonitas é por causa da ansiedade! A ansiedade é um chamado à criatividade. Tipos criativos precisam de ansiedade. Dentro deles há algo implorando para sair. Eles precisam se expressar por meio de palavras, instrumentos, pintura, dança ou artes tridimensionais. A ansiedade é uma forma de inquietação criativa, pronta para trazer ao mundo algo novo e belo.

Aptidão física. Outro amigo meu é preparador físico. Ele é incrivelmente perspicaz, empático e conhecedor do corpo humano. Ele também luta contra a ansiedade. Embora exercícios e boa saúde o ajudem com a ansiedade, acredito que sua forte energia ansiosa é o que o ajuda a se destacar no cuidado de seu corpo.

Se não for controlada, a ansiedade pode levar ao vício em exercícios, distúrbios alimentares ou adoração do corpo. Mas se convidarmos Deus a participar de nossa preocupação, nossa inquietação pode ser transformada em um modo de amar a Deus com nossa mente, nosso corpo e nosso espírito, bem como cuidar de nós mesmos para que possamos estar mais disponíveis para Deus.

Objetivos de vida. Eu estava me sentindo impaciente e preocupado com toda essa coisa de ansiedade em minha vida. Acordei pensando sobre isso, sobre o lugar de Deus nesse assunto e como eu poderia ajudar os outros com o que estou aprendendo. Por fim, eu disse: "Vou escrever um livro sobre isso." Peguei minha preocupação com a ansiedade e a inseri em um objetivo de vida para ajudar os outros. E se essa forte energia que você chama de *preocupação* pudesse ser redirecionada para um objetivo maior que pode honrar a Deus e ajudar os outros?

A preocupação é uma energia sem direção procurando um propósito. É o seu cérebro e seu corpo dizendo: "Estou pronto, mas não sei para quê!" Você pode dar um propósito à preocupação. A preocupação pode ser um dom que o prepara para seu chamado, seu propósito e suas oportunidades.

Iniciativas

1 **Torne-se mais consciente de seus momentos de preocupação.** Preste mais atenção nesta semana a seus pensamentos, a suas sensações e às coisas que cercam você. Veja se consegue perceber quando está começando a ficar preocupado com alguma coisa. O que está acontecendo a seu redor? O que você está pensando? O que está sentindo? Se criou um registro de humor, anote essas observações lá.

2 **Reformule sua preocupação com uma linguagem diferente.** Em vez de ver a preocupação como algo negativo, veja-a como uma energia essencial para fazer as coisas. Em vez de chamá-la de preocupação, você poderia chamá-la de "energia criativa". As sensações físicas que você associa à preocupação podem ser dons de Deus capazes de preparar você para a ação. O objetivo aqui é começar a remover a culpa e a vergonha de sua preocupação. Pergunte-se: "Como posso usar essa energia nervosa para o bem?"

3 **Redirecione sua preocupação para uma atividade que honre a Deus.** Encontre uma atividade que possa utilizar melhor a energia que você gasta se preocupando. Talvez seja um *hobby* criativo, uma atividade física ou um plano para atingir uma meta. Não use essa atividade como uma distração de suas preocupações. Enxergue-a como uma maneira importante de usar sua energia nervosa para algo bom, fortalecedor e vivificante para os outros.

9

Conheça o que o perturba

Sua ansiedade pode ser desencadeada
por causas bem particulares.
Conhecer o que o perturba pode capacitar
você a mudar suas reações.

Tenho uma pequena oficina na minha garagem. Às vezes, no meio de uma noite de insônia, desço a escada até lá para trabalhar em alguns projetos. Se eu esquecer de desligar o alarme de casa, quando abro a porta da garagem, ele dispara. O alarme começa com um bipe suave e em seguida uma voz tranquila diz: "Desarme o sistema." Se eu não chegar até o aparelho rapidamente, ele se transforma em um alarme estridente e uma voz mais forte.

Saber o que aciona o alarme é importante.

Essa é uma boa metáfora para o centro de resposta a ameaças em nosso cérebro. Esse centro foi projetado para ser acionado quando houver um intruso inesperado, representando uma ameaça. O que dispara o alarme, como ele soa e a mensagem que ouvimos quando dispara é diferente em cada caso.

Em minhas interações com as pessoas, notei quatro áreas comuns que podem desencadear ansiedade.

1. Dinheiro: perder um emprego, contrair dívidas, declarar impostos, criar um orçamento, manter um orçamento, contas inesperadas, aumentar ou diminuir a renda.
2. Pessoas: medo de decepcionar os outros, constrangimento social, estresse em reuniões familiares, perda de um membro da família, chegada de um novo membro da família, perspectiva de ter de se envolver em conversas difíceis.
3. Saúde: medo de adoecer ou ser contaminado por alguma coisa, receber um novo diagnóstico, complicações de uma condição existente, mudanças nas emoções ou no humor que possam apontar para um problema subjacente de saúde mental.
4. Fé: medo de ofender a Deus ou perder a fé, questionar seu sentido ou propósito, culpa ou vergonha religiosa, arrependimento pelo pecado, falta de conexão com Deus, mudança no senso de vocação.

Provavelmente nos depararemos com tudo isso em algum momento de nossa vida. Talvez você conheça essas situações ou haja outras que lhe venham à mente.

Também podemos experimentar vários gatilhos de perturbação ao mesmo tempo. Por exemplo, a aproximação das férias pode desencadear ansiedade em relação a dinheiro, pessoas, saúde e fé.

A ansiedade não é causada apenas por coisas ruins. Coisas boas também podem desencadeá-la. A chegada de um novo bebê pode causar tanta ansiedade quanto a perda de um dos pais.

Às vezes, nossas experiências passadas fazem com que nossos gatilhos de perturbação sejam vinculados a mensagens internas em nossa mente. Por exemplo, uma criança que foi chamada de *estúpida* quando deixou algo cair pode crescer ouvindo essa palavra em sua mente ao cometer erros durante a vida adulta.

Como meu sistema de alarme doméstico, essas mensagens internas têm versões suaves ou estridentes. Aqui estão alguns exemplos:

"Você fez algo errado!"
- suave: preocupação com a possibilidade de que você tenha cometido um erro irreversível, ofendido ou prejudicado alguém.
- estridente: preocupação excessiva com sua autoestima, ruminação negativa, pensamento fatalista.

"É melhor verificar isso."
- suave: uma sensação de que você não completou uma tarefa.
- estridente: uma necessidade descabida de contar ou recontar, trancar ou destrancar portas, acender ou apagar as luzes.

"Você não está limpo."
- suave: uma sensação de que você está impuro, contaminado ou vulnerável a doenças — por fora ou por dentro.
- estridente: um desejo inexplicável de lavar repetidamente as mãos, limpar superfícies repetidas vezes ou fazer exames clínicos.

"É melhor não jogar isso fora."
- suave: indecisão ou desorganização em relação às coisas que possui.
- estridente: incapacidade de abrir mão de coisas, acumulação, ocultamento e isolamento por vergonha.

"Você não consegue lidar com esse som (ou essa sensação)."
- suave: desconforto ou desagrado com certos sons.
- estridente: hiperconsciência ou intolerância a pessoas falando, mastigando, engolindo ou se movendo.

Para aqueles entre nós que sofrem com transtorno obsessivo-compulsivo, essas mensagens podem levar ao que é chamado de *pico*. Um pico é quando um gatilho de perturbação e uma necessidade de eliminá-lo de alguma maneira ocorrem tão próximos que parecem um evento instantâneo.

Conhecer o que desencadeia a perturbação é importante para se livrar da ansiedade. Um grande exemplo disso acabou de acontecer comigo. Enquanto escrevia este capítulo, meu computador travou. Perdi cerca de uma hora de trabalho. (O que você está lendo agora é a segunda redação.) Meu computador consegue me deixar confuso e frustrado. Como não sou muito experiente em tecnologia, a tecnologia pode ser perturbadora para mim.

Quando o computador travou, tive um pico de pensamentos e sensações indesejadas. Mensagens de autocondenação inundaram meu cérebro: "Você fez algo errado. Você deveria ter feito três cópias de segurança, não apenas duas. Você deveria ser mais organizado." Então meu corpo começou a responder também. Fiquei impaciente, distraído e comecei a ansiar por comida (uma maneira que aprendi de me acalmar nada saudável). Depois de alguns minutos andando e lamentando, percebi que estava tendo um pico.

Eu costumava ficar com raiva e depois me isolar quando perdia o que havia escrito. Não mais. Aprendi que sempre existe o risco de a tecnologia falhar. Agora digo a mim mesmo: "Se não conseguir recuperar o arquivo, talvez eu tenha algo melhor a escrever na segunda tentativa." Eu vejo o arquivo perdido como um primeiro rascunho descartado. É assim que gerencio esse tipo de pico.

A essa altura, você pode estar pensando: "Isso é ótimo! Conhecer meus gatilhos e picos me ajudará a evitá-los melhor, certo?"

Errado. Conhecer seus gatilhos e picos ajudará você a identificá-los para que possa enfrentá-los, tolerar a ansiedade que eles trazem e reconfigurar seu cérebro para responder de maneira diferente.

Você está lendo este livro porque cedeu a seus medos, em vez de enfrentá-los. A ansiedade aumentou porque você evitou o que temia. Você acreditou no "valentão em seu cérebro". Como se derrota um valentão? Enfrentando-o. Exploraremos mais isso no próximo capítulo.

Iniciativas

1 **Construa uma escada do medo.** Faça uma lista de algumas ações, situações, objetos ou pessoas que lhe trazem ansiedade. Por exemplo: festas, cometer erros, prazos, pegar uma doença e assim por diante. Liste-os em ordem de intensidade. Abaixo de cada um, escreva três maneiras específicas pelas quais eles lhe trazem ansiedade e classifique-os quanto à intensidade. Por exemplo, "cometer erros" pode ser sua principal fonte de ansiedade. Sob isso, você pode listar algo como "chegar atrasado" (4), "usar a roupa errada" (1), "esquecer o aniversário de alguém" (7). Eu apresento como exemplo, no fim deste capítulo, minha própria escada do medo.

2 **Escreva suas mensagens internas.** Ao lado de cada coisa que você teme, escreva a mensagem interna que você ouve quando pensa nessa fonte de ansiedade. Por exemplo,

se você tem medo de elevadores, pode escrever: "Você vai ficar preso para sempre"; ou: "Este elevador vai cair no chão." Observe também, se puder, se a mensagem é suave ou estridente. Da próxima vez que ficar ansioso, atente para a mensagem interna e gentilmente comece a questionar sua veracidade. O objetivo não é silenciar, extinguir ou descartar a mensagem. Isso pode torná-la mais estridente. Comece apenas duvidando de sua precisão.

3 **Procure padrões previsíveis.** Compare sua escada de medo com seu registro de humor. Em que momentos é provável que você experimente gatilhos ou picos de ansiedade? Quais momentos de ansiedade em potencial você pode começar a prever em sua agenda diária, semanal e mensal e em suas rotinas anuais? Repito: você não está procurando o que evitar, mas como se preparar melhor para enfrentar seus medos.

Tabela 2 – Escada do medo

Ação/Situação/Objeto/Pessoas	Avaliação do medo (sendo 10 o grau de maior medo)
1. Segurança/segurança financeira	
Não poupar/Perder as economias	9
Estar endividado	8
Compras de férias	8
Doar para caridade/Dízimo	1
2. Decepcionar outras pessoas	
Ferir os sentimentos das pessoas	8
Conflitos não resolvidos	7
Parecer despreparado ou preguiçoso	6
Precisar pedir desculpas	1

3. Interações sociais	
Ser pontual	8
Grandes reuniões sociais	7
Conhecer pessoas novas	4
Conversas individuais	1
4. Organização pessoal	
Manter as coisas "no seu lugar"	7
Ser considerado bagunceiro pelas pessoas	7
Manter as coisas certas/em ordem	5
Estar "apresentável" para os convidados	3
5. Higiene pessoal	
Estar com mau hálito/fedendo	5
Ter marcas ou manchas	3
Parecer desleixado	2
Estar em lugares sujos	1

10

Envolva-se, não evite

A ansiedade cresce conforme a evitamos.
Você pode se sentir mais saudável expondo-se a seus medos,
trabalhando com as sensações que os acompanham
e reconfigurando seu cérebro para reagir de forma diferente.

Em 2010, minha mulher e eu levamos nossos três filhos em uma viagem por alguns pontos turísticos do Sudoeste dos Estados Unidos. Fomos a Las Vegas, aos Parques Nacionais do Grand Canyon e do Bryce Canyon, à represa Hoover, e terminamos nossa viagem em Sedona, Arizona. Encontramos perto de Sedona um ótimo lugar chamado Parque Estadual Slide Rock.[5] Esse nome vem de rochas cobertas de musgo que formam um toboágua natural. Passamos o dia tomando sol e deslizando em um rio, cercados pelas belas rochas vermelhas de Sedona.

Ao fim do dia, flutuamos por um pequeno riacho até uma grande área aberta sob uma ponte. Lá havia pessoas pulando de três penhascos rochosos; um deles tinha cerca de três metros de altura, o outro tinha 7,5 metros e o mais alto, 15 metros. Nós cinco

---

[5] Slide Rock: Pedra de Escorregar.

nos sentamos nas rochas próximas e observamos os aventureiros pularem no ar e mergulharem na água.

Nosso filho de dez anos disse que queria tentar o salto de três metros. Criou coragem e pulou. Então ele se convenceu a dar o salto de 7,5 metros — e de novo conseguiu! Ele estava inspirado. Num raro momento de impulsividade, eu disse à minha mulher: "Vamos pular daquele penhasco de 15 metros!" Em um momento igualmente raro, ela disse "sim". E o que deve ter sido nosso pior momento como pais, deixamos nossos filhos menores de idade molhados e com frio, sentados com completos estranhos nas rochas abaixo (longe de casa) para ver seus pais pularem de um penhasco de 15 metros.

Subimos uma trilha íngreme até o topo, onde encontramos um cara ensinando as pessoas a pular. Foi isto o que ele nos disse: "Caminhem até a borda, escolham um lugar na água, contem até três e pulem. Não percam tempo pensando. Se alguém pensar demais, vai se convencer do contrário. Há um monte de gente sentada esperando se sentir 'preparada' para pular. Essa sensação nunca virá. Divirtam-se, vai ser ótimo!"

Fizemos como nos foi dito. Demos as mãos, caminhamos até a beirada, olhamos para baixo, contamos até três e pulamos.

Conseguimos!

Quando saímos da água, aquelas pessoas ansiosas ainda estavam sentadas no topo do penhasco. A ansiedade aumentava à medida que esperavam. Elas ainda estavam lá quando saímos do Parque Estadual Slide Rock. Talvez ainda estejam lá!

Essas pessoas ansiosas ilustram uma verdade importante que devemos entender: a ansiedade fica mais forte à medida que a evitamos.

Estamos sempre buscando a sensação de prontidão ou certeza, mas muitas vezes nunca a alcançamos. Por isso, não agimos. Não falamos por nós mesmos. Não convidamos aquela pessoa para um encontro. Não experimentamos uma nova atividade. Não debatemos certa ideia no trabalho. Não somos sinceros com nosso cônjuge (ou com nós mesmos). Não enfrentamos o valentão. Não nos divertimos.

Convencemo-nos de que evitar é seguro e inteligente, mas sabemos que estamos desperdiçando a vida. Aqueles entre nós que sofrem com preocupação crônica, pensamentos invasivos e sensações indesejadas precisam aprender a ignorar alarmes falsos em nosso cérebro e assumir riscos. Precisamos enfrentar nossos medos. Este é um dos quatro princípios que apresentei no início deste *Guia*: exposição. A exposição é quando você entende seus medos e começa a enfrentá-los, em vez de os evitar.

Quando seu cérebro envia o sinal para ter medo, está pedindo confirmação. Ele está tentando avisar você sobre um perigo potencial, mas não tem total certeza. Ele diz: "Isso é algo para se temer... certo?" Suas ações confirmam ou questionam esse sinal de perigo e seu cérebro aprende com elas. Quando você supera o que causa ansiedade, seu cérebro diz: "Hum, talvez eu não deva temer isso da próxima vez." Quando você evita, seu cérebro diz: "Eu estava certo! Quanto a isso, devemos continuar ansiosos."

Por exemplo, minha mulher sempre teve medo de aranhas. Ela costumava dizer: "Não consigo nem olhar para elas! É impossível." Então, durante meu aconselhamento sobre ansiedade, perguntei se ela também tentaria enfrentar lenta e objetivamente seu medo de aranhas por meio da exposição, e aí poderíamos conversar um com o outro sobre essas sensações. Ela concordou. Começou olhando fotos de aranhas; ela se permitia ficar ansiosa e processar essas sensações. E sabe o que houve? Funcionou! Eu estava tão orgulhoso dela por enfrentar seu medo. Hoje em dia, ela não é exatamente uma fã de aranhas, só que não fica mais nervosa, não entra em pânico nem é dominada pela ansiedade. Espero vê-la um dia com uma aranha grande, peluda e cheia de patas no colo.

As emoções de medo, ansiedade e preocupação fazem parte de como Deus programou nosso cérebro, mas nossas respostas a essas emoções são principalmente aprendidas — e Deus pode nos ajudar a reagir de novas maneiras. São respostas aprendidas, o que significa que podemos reaprender. Esse é um aspecto da neuroplasticidade do nosso cérebro. Evitar reforça a ansiedade. O envolvimento por meio da exposição ajuda a nos reconfigurarmos para ficar menos ansiosos no futuro.

Você pode estar pensando: "Mas uma aranha pode machucá-la!" Com certeza! O envolvimento por meio da exposição não significa eliminar todas as incertezas. Deixe-me voltar à história de Marie e eu pulando do penhasco: quando atingimos a água, as pernas de Marie estavam ligeiramente afastadas e eu estava com o olho aberto. Ela machucou o cóccix e eu rompi alguns vasos sanguíneos no olho.

Essa história não quer dizer algo como: "Se você superar sua ansiedade, nada de ruim vai acontecer." A questão é que seus medos paralisam você. Superar seus medos ajudará você a viver a vida que deveria viver. Quanto mais evita, mais sua ansiedade cresce. Não estou recomendando pular de penhascos... bem, talvez esteja. Estou convidando você a pular da segurança de seus medos para as águas refrescantes que a vida está lhe oferecendo.

Nos capítulos anteriores, pedi para você criar um registro de humor e uma escada de medo. Se você ainda não o fez, reserve um tempo e comece. Eles não precisam ser perfeitos ou mesmo completos, mas você os usará mais à medida que avança.

Iniciativas

1. **Exponha-se a algum elemento presente em sua escada do medo.** Identifique o medo classificado com o grau mais baixo de intensidade e tente, sem exageros, enfrentá-lo diretamente. Por exemplo, se você tem medo de falar em público, tente falar em um ambiente social, como um pequeno grupo ou uma classe. Se isso for demais, comece a se expor à ideia de falar em público. Imagine-se falando em um ambiente social, permita-se sentir um pouco da ansiedade que essa ideia traz e, em seguida, use algumas das ferramentas que você aprendeu com este *Guia cristão antiansiedade* para reagir de maneira diferente a pensamentos e sensações.

2. **Experimente as sensações.** Antes, durante e depois de fazer o que temia, examine seus pensamentos e suas sensações. Escreva-os em seu registro de humor. Isso é importante. Você pode querer dizer "Eu consegui. Não quero mais pensar nisso", mas essa também é uma forma de evitar o problema. Não tente evitar seus pensamentos e suas sensações. Experimente-os e anote-os.

3. **Comemore o sucesso.** Se você deu um pequeno passo em direção a seus medos e documentou alguns de seus pensamentos e suas sensações de ansiedade, parabéns! Você conseguiu. Começou a lidar com a ansiedade de forma corajosa e ponderada. Você pode ter achado fácil ou angustiante, mas esse é o caminho a seguir. Reserve um momento e comemore o fato de que você pode continuar. Há esperança.

11

Foque o que está adiante

*A ansiedade cresce à medida que você se concentra nela.
Reconhecer a ansiedade e, em seguida,
focar o que é mais importante ajudará você a evitar
"acidentes de ansiedade".*

Eu estava dirigindo pela rodovia 405 a caminho de um compromisso. A rodovia estava livre, mas notei algumas sirenes no acostamento esquerdo à minha frente. Houve um acidente. Olhei pela janela e diminuí a velocidade. Chamam quem faz isso de *pescocinho*, e eu sou um dos maiores pescocinhos que há. Eu estava fazendo minha própria investigação. Examinei os danos nos carros, identifiquei os motoristas com quem a polícia estava falando e imaginei como o acidente tinha acontecido. Então, de repente... AAAAAHHHHH!

Eu estava tão distraído com o acidente que não vi o carro logo a minha frente. Pisei no freio e parei a um centímetro de bater na traseira dele. Isso foi bem em frente ao local do acidente. Dei um suspiro de alívio e, devagar, olhei para o policial que investigava o acidente. Ele me dirigiu um olhar astuto como se dissesse: "Sim, é assim que isso acontece."

O que aconteceu? Eu estava tão focado nas coisas ruins que quase bati. Pensei: Esse é um retrato da preocupação. Quando passo muito tempo me concentrando nas coisas ruins, é mais provável que sofra "acidentes de ansiedade".

A ansiedade alimenta a atenção. Quanto mais atenção damos as nossas preocupações, mais poderosas elas se tornam. Não basta termos sirenes tocando em nossa cabeça: também há sirenes a nosso redor. Vivemos em um mundo focado em coisas ruins. Sempre somos lembrados de coisas com as quais devemos nos preocupar. Queremos ignorar as coisas que nos preocupam, mas isso não funciona porque a ansiedade também cresce à medida que tentamos evitá-las. Sendo assim, não há jeito. A ansiedade cresce quando ganha atenção e quando se tenta evitá-la. O que podemos fazer?

Uma técnica simples que pode nos ajudar a lidar com a ansiedade é um meio-termo entre a atenção e a evitação. Deixe-me voltar à história de meu quase acidente na estrada para explicar isso.

Eu poderia ter evitado a quase colisão de duas maneiras. Primeiro, eu poderia ter ignorado o acidente. Se eu nunca tivesse olhado para a minha esquerda, teria visto o outro carro. Simples, mas não realista. Eu sou uma pessoa curiosa. Olhar é natural, não é errado. Em segundo lugar, eu poderia ter parado o carro e dado toda a atenção ao acidente. Sem movimento, sem colisão. Isso também não é realista.

Mas há uma terceira maneira: olhar para a colisão por um momento, reconhecê-la, reunir algumas informações e, em seguida, colocar meus olhos de volta na estrada à frente, que é onde eles devem ficar!

Meu conselheiro Scott Symington ensinou-me esta técnica para lidar com minha ansiedade. É chamada de *Método das Duas Telas*. Scott a explica em detalhes em seu livro *Freedom from*

Anxious Thoughts and Feelings [Livre-se de pensamentos e sensações de ansiedade]. Aqui está a ideia básica: imagine uma tela de TV à frente. Nessa tela estão as coisas boas que Deus quer que você veja: sua família, seu trabalho, sua escola, seus valores, suas possibilidades de crescimento, oportunidades e as pessoas em sua vida que ajudam você a seguir em frente de maneira saudável. Existem desafios e conflitos, que também são boas chances de crescimento para você.

Agora imagine que há outra tela em sua visão periférica. Essa tela lateral exibe todos os tipos de coisas — todos os problemas do mundo, as más escolhas de outras pessoas, as opiniões das pessoas sobre você, eventos atuais e futuros que você não pode controlar, os erros que cometeu e os sucessos anteriores que gostaria de ter agora. Essa tela clama por atenção.

Em vez de dar toda a atenção a essa tela lateral ou ignorá-la, você pode olhar para ela, percebê-la, coletar algumas informações dela e, em seguida, focar novamente a tela frontal, que merece a sua atenção. Quando estamos ansiosos, essa técnica simples de olhar brevemente para o lado e depois de volta para a frente pode nos ajudar a evitar "acidentes de ansiedade".

Essa tela lateral (ou a janela do meu carro, na minha história) pode ser interessante. As sirenes em nosso cérebro estão nos enviando uma mensagem de que devemos focar toda a nossa atenção no que está ali! Esse é provavelmente o mesmo pensamento que levou ao acidente na rodovia.

Aqui está um exemplo de como usei essa técnica com uma ansiedade minha — ler e responder e-mails negativos. Certa noite, recebi um e-mail de alguém me acusando de fazer algo errado. A pessoa também me acusou de algumas motivações terríveis. No passado, eu teria uma dessas duas reações: tentaria ignorar o e-mail ou daria a ele toda a minha atenção, investindo nele mais tempo e energia do que seria saudável.

O Método das Duas Telas sugere: "Permita-se ver e perceber a fonte de sua ansiedade e então redirecione gentilmente o foco de sua atenção de volta para o que merece sua atenção neste momento." Então, tentei isso.

Li o e-mail e disse a mim mesmo: "Puxa, esta mensagem dói. Estou na defensiva. Quero corrigir essa pessoa, mas também me pergunto se fiz algo errado. Acho que preciso dar mais atenção a isso quando não estiver tão emocionalmente confuso e ansioso. Não preciso responder nesse momento." Então voltei ao que estava fazendo antes de ler o e-mail. Ainda sentia ansiedade, mas tinha um plano.

Esse é o primeiro passo: aceitar e redirecionar.

Mas redirecionar para onde? De volta para a tela frontal, que será diferente para cada um de nós. Ela pode exibir nossas responsabilidades atuais no momento (trabalho, família ou hobbies) ou formas positivas de pensar (nossas crenças centrais, nossos valores e nossa visão do mundo espiritual). Também podemos redirecionar nossa atenção para um momento e um lugar onde possamos dar toda a atenção à ansiedade. Trataremos disso no próximo capítulo. Descobri que me dar permissão para perceber a ansiedade sem me concentrar nela é um redirecionamento saudável que me mantém focado no que está adiante.

Essa técnica de redirecionamento é uma nova maneira de expressar a sabedoria antiga. Em sua última orientação aos ansiosos seguidores de Jesus em seus dias, o apóstolo Paulo descreve o redirecionamento da seguinte forma: "Finalmente, irmãos, tudo o que for verdadeiro, tudo o que for nobre, tudo o que for correto, tudo o que for puro, tudo o que for amável, tudo o que for de boa fama, se houver algo de excelente ou digno de louvor, pensem nessas coisas." (Filipenses 4:8)

Iniciativas

1 **Faça uma lista do que merece seu foco.** Examine sua vida e anote as pessoas, atividades e ideias boas, com propósito e que dão vida, que ajudam você a se concentrar no futuro. Podem ser relacionamentos importantes, trabalho significativo, *hobbies* criativos e verdades sobre sua identidade. Por exemplo, acredito que sou amado, perdoado e capacitado por Deus para fazer coisas boas neste mundo. Isso pertence a minha "tela frontal". Quando a tela lateral diz "Você é um idiota", posso redirecionar meu foco para o que Deus pensa de mim.

2 **Pratique o Método das Duas Telas.** Em seu próximo momento de ansiedade, não evite ou dê toda a atenção ao que provoca ansiedade. Aceite e redirecione. Perceba seus pensamentos e suas sensações de ansiedade; permita-se alguns momentos e depois concentre-se em algo mais merecedor de sua atenção. Se isso ajudar você, decida um horário em sua agenda em que possa revisitar esses pensamentos ou essas sensações de ansiedade para processá-los de uma outra maneira.

3 **Dê menos conteúdo para sua "tela lateral".** Identifique e reduza o conteúdo que não é importante e que poderá perturbar você. Por exemplo, gaste menos tempo verificando sites de notícias, mídias sociais, ouvindo negatividade ou revisitando conversas em sua cabeça. Você não precisa evitar coisas que o perturbam, mas limitar sua exposição a coisas que tornarão sua recuperação mais difícil.

12

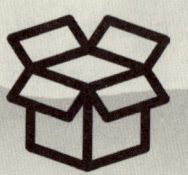

Coloque limites de tempo em sua preocupação

*A ansiedade exige ação imediata.
Recupere o poder decidindo quando, onde e
por quanto tempo você vai se preocupar.*

Tenho um amigo cuja filha de dez anos luta contra a preocupação. Por várias vezes, ela voltava da escola sobrecarregada por muitas coisas. As noites eram difíceis. À medida que o sol começava a se pôr, ela sentia que tinha menos tempo para pensar em todas as questões que a preocupavam. Ela perdia o apetite para o jantar, trancava-se no quarto para tentar se concentrar e ficava acordada até tarde para fazer o dever de casa. No dia seguinte, ela tinha dormido pouco, o que só aumentava suas dificuldades.

Mas ela e a mãe acabaram lendo sobre uma ideia que quase mudou a situação para melhor: criar uma "caixa de preocupações". Encontre uma pequena caixa para colocar em seu quarto. Decore-a de uma forma que faça sentido para você. Quando tiver uma preocupação, apreensão ou fonte de ansiedade, escreva-a em um pedaço de papel como um bilhete para si. Coloque esse bilhete na caixa de preocupação e volte para o seu dia. Então, a cada dia, tire um bilhete da caixa. Leia e dedique sua atenção a ele. Se a sua preocupação diminuir, você pode optar por jogar fora o bilhete. Se você sentir que há mais com o que se preocupar, coloque-o de volta na caixa para ver em outro momento.

Funcionou!

A filha do meu amigo teve um avanço. Sua vida emocional e seu gerenciamento de tempo mudaram. Ela passou a conseguir fazer o dever de casa mais cedo, ir para a cama em um horário razoável e até recuperar o apetite à noite.

Uma caixa de preocupação não é mágica. Não foi a cura da ansiedade dela. Uma caixa de preocupação é uma técnica simples que cria oportunidades para colocar em prática algumas importantes habilidades, como a normalização, a consciência e a exposição. Mais importante ainda, uma caixa de preocupação ajuda a colocar limites de tempo na preocupação. Quando limitamos a atenção que damos à ansiedade, a poderosa influência que ela exerce em nossa vida pode ser minimizada.

Veja como criar uma caixa de preocupação pode ajudar você a se libertar de preocupações crônicas, pensamentos invasivos e sensações indesejadas.

Uma caixa de preocupação permite que a ansiedade tenha um lugar em nossas vidas. Como já aprendemos, a ansiedade é normal e necessária. É dada por Deus, uma resposta a algo percebido como ameaça. Não devemos combatê-la, ignorá-la ou tentar extingui-la. Pense na ansiedade como um cachorro em sua casa. Você quer que ele seja um bom companheiro e avise sobre ameaças reais, mas não pode deixá-lo mastigar os móveis e fazer xixi em todos os lugares. Existe um lugar para a ansiedade em nossa vida, mas ela precisa de treinamento e limites.

Uma caixa de preocupação é uma maneira de dizer: "Posso dar a minha preocupação um lugar bonito e acolhedor, mas ela precisa ser limitada." A filha do meu amigo criou uma caixa bonita para suas preocupações. Era um cubo de 13 centímetros feito de papelão. Era colorido e divertido de se olhar. Combinava com o quarto dela e, a menos que você conhecesse a história, nunca saberia para que servia.

Uma caixa de preocupações nos dá controle sobre nossas preocupações. A ansiedade é uma resposta automática do cérebro e do corpo que nos faz sentir fora de controle. A boa notícia é que não somos nosso cérebro. Podemos interromper o controle da ansiedade e assumir a responsabilidade pelo que fazemos com nossos pensamentos e nossas sensações.

O apóstolo Paulo escreveu e figura no Novo Testamento: "Levamos cativo todo pensamento, para torná-lo obediente a Cristo." (2 Coríntios 10:5) Ele está dizendo que existem pensamentos e maneiras de ver as coisas que podem nos afastar da vida boa que devemos viver. Uma caixa de preocupação é uma maneira de dizermos: "Tenho ansiedade e posso escolher quando, onde e como vou lidar com ela."

Uma caixa de preocupações permite que algumas preocupações não sejam resolvidas. A ansiedade exige conclusão, mas muitas coisas na vida não têm conclusão. Os relacionamentos não são perfeitos, a comunicação pode ser vaga e o futuro é imprevisível. A vida é cheia de incertezas e mistérios. Uma caixa de preocupação é um lembrete físico de que podemos viver uma vida plena e significativa ao mesmo tempo que aceitamos que a ansiedade existe.

Sempre teremos coisas em nossa caixa de preocupações. É a nossa maneira de dizer: "Ainda não tenho uma resposta para essa preocupação. E tudo bem." As caixas de preocupação são uma maneira de praticar algo chamado *dessensibilização sistemática*. Ao permitir que nossas preocupações permaneçam, estamos nos retreinando para sermos capazes de tolerar a incerteza.

Provavelmente, a parte mais importante do uso de uma caixa de preocupações é praticar o autocontrole ao abri-la. Uma caixa de preocupação pode se tornar uma caixa de Pandora e fazer um mundo de ansiedade explodir dentro de você. A filha do meu amigo foi instruída a reservar apenas cerca de dez minutos por dia para "preocupação ativa". Novamente, o objetivo aqui não é eliminar a preocupação. Isso pode nunca acontecer. O objetivo é dar algum tempo para se preocupar e depois seguir em frente com o restante de sua vida.

Você deve estar se perguntando: "Preciso de uma caixa real? Não posso fazer tudo na minha cabeça?" Algumas pessoas acham que uma caixa em formato físico, com pedaços de papel reais, ativa áreas do cérebro de maneiras que as ajudam. Eu pessoalmente uso a ideia de uma caixa de preocupação como um exercício mental. Na verdade, quando comecei a escrever este capítulo, um pensamento ansioso surgiu em meu cérebro: "Acho que não sei o suficiente sobre esse assunto para escrever sobre ele." Levei cerca de dez segundos e então pensei: "Isso pode ser verdade. Vou anotar mentalmente essa preocupação, escrever o que sei sobre esse assunto e depois voltar a essa preocupação quando terminar de escrever." Quando terminei de escrever este capítulo, voltei a pensar sobre essa preocupação e decidi que poderia descartá-la.

Iniciativas

1. **Crie uma caixa de preocupação.** Decida se você prefere uma caixa de preocupação física ou mental. Considere ativar seu lado criativo fazendo algo físico. Tenho um amigo que trabalha com marcenaria. Ele criou uma linda caixa de madeira para esse fim. A experiência de fazê-la foi muito terapêutica. Se for uma caixa física, encontre um lugar para ela que a torne facilmente acessível. Construa de forma agradável. Não se trata de uma caixa ruim. Ela foi projetada para honrar uma parte importante de você que precisa de alguns limites.

2. **Coloque suas preocupações na caixa de preocupação.** Quando você tiver uma preocupação ou ansiedade, faça uma anotação e coloque-a na caixa. Se você não estiver perto dela, coloque a nota em algum lugar que funcione como a caixa até que você possa colocá-la lá. Você pode querer reler o que foi dito sobre o Método das Duas Telas. Uma caixa de preocupações é uma maneira física de aplicar essa técnica. Aceite a ansiedade, anotando-a e deixando-a de lado. Em seguida, volte para o que é mais importante. Tenho uma caixa de preocupações digital no meu telefone, um aplicativo de anotações no qual registro coisas para pensar mais tarde.

3. **Escolha o momento certo para se preocupar.** Encontre uma hora e um lugar para revisitar suas preocupações. Eu sugeriria tirar bilhetes da caixa sem olhar. Isso ajuda você a não ter uma lista tão rígida. Você pode descobrir preocupações anteriores que podem ser descartadas. Além disso, pode pedir a um amigo de confiança para ajudar a processar suas preocupações. As perguntas e afirmações podem ajudar você a evitar ciclos prejudiciais de ruminação ansiosa.

13

Seja gentil ao falar consigo

*Seu diálogo interno pode aliviar ou agravar
os momentos de ansiedade.
Em vez de se autocondenar, você pode aprender
a ser gentil consigo.*

Uma das minhas atividades mentais quando criança era me entrevistar. Eu me imaginava em um *talk show* noturno. O entrevistador dizia: "Meu convidado desta noite é um grande jovem. Ele é mais conhecido por [então eu mencionava qualquer grande realização com a qual eu estivesse sonhando naquela semana]". Em seguida, ele dizia: "Vamos dar as boas-vindas a... Jason Cusick!"

Eu saía de trás da cortina quando a banda começava a tocar. Eu dirigiria ao líder da banda um pequeno aceno de cabeça. Enquanto o público aplaudia, eu acenava para as três fileiras de pessoas na plateia. Então eu subia na pequena plataforma. O apresentador dava a volta na mesa, apertava minha mão e me puxava um pouco para dizer algo em meu ouvido. Nós dois sorríamos enquanto eu me sentava. Tínhamos uma breve conversa e o apresentador perguntava: "E aí, Jason... o que há de novo?"

Quando essas entrevistas aconteciam em minha imaginação, o apresentador estava sempre interessado no que eu estava fazendo. Ele dizia coisas como: "Nossa, conte-me mais sobre isso!" Ele também era 100% elogioso. Dizia: "Eu vi o que você fez. Você é mesmo talentoso." Também fazia boas perguntas, como: "O que você quer dizer com isso?"

Era um ótimo apresentador! Nem podia não ser. Ora, ele era eu, certo? Em todas essas entrevistas imaginárias, era eu quem me entrevistava. Essas entrevistas foram interessantes, afirmativas e esclarecedoras. Mas, em outras conversas em minha cabeça, aquele apresentador sábio estava ausente.

Nesses momentos, eu dizia a mim mesmo: "Você não é bom o suficiente. Suas orelhas são muito grandes. Você tem sardas demais. Você deveria ter [insira o que eu sentia que deveria ter feito]." Essas críticas internas não eram constantes, mas surgiam nos momentos em que poderiam ser mais prejudiciais.

O modo como falamos conosco e sobre nós é de extrema importância para nos livrarmos da ansiedade. Nossas maiores batalhas são vencidas e perdidas na mente.

Para aqueles entre nós que sofrem de ansiedade, perceber nosso discurso interno negativo e expor tais mentiras é algo difícil. Isso ocorre porque esse discurso se disfarça com nossa própria voz. Estamos acostumados a confiar em nós mesmos. Quando pensamos ou sentimos algo, acreditamos que venha da parte melhor, mais racional e mais verdadeira de nós. Mas nem sempre é esse o caso.

Tenho uma amiga que chamarei de Claire. Ela lutou contra uma doença mental durante a maior parte da vida. Ela tem depressão, episódios de automutilação e autoestima incapacitante e reduzida. Sua aparência física sempre refletia sua condição mental. Ela costumava andar desleixada, abatida e isolada.

Lembro-me de visitá-la em diferentes instituições psiquiátricas nas quais ela se internou voluntariamente. Muitos de seus problemas estavam enraizados em sua batalha contínua contra a esquizofrenia, uma condição que causa pensamento desordenado, delírios e alucinações. Claire sofria de um sintoma comum de esquizofrenia: ouvir vozes autodestrutivas em sua cabeça.

Eu a encontrei recentemente, e ela era uma mulher mudada! Ela estava usando uma roupa nova e sorrindo ao conversar com alguém na igreja. Quando pude falar com ela em particular, compartilhei o que percebi sobre ela. Ela ficou corada e disse:

— Encontrei um novo medicamento que realmente me ajuda. Pode não ser permanente, mas está ajudando por enquanto.

— As vozes sumiram? — perguntei.

— Oh, não — disse ela. — Estou apenas aprendendo a não ouvi-las mais. Antes, elas gritavam, depois se tornaram sussurros e agora são apenas murmúrios distantes.

Antes que seu "eu" ansioso diga "Talvez você tenha esquizofrenia!", vamos lembrar que todos nós temos "vozes em nossa cabeça". São as nossas próprias vozes! Todos nós processamos pensamentos e sensações internamente ao longo do dia. Também fazemos isso enquanto dormimos de maneiras que ainda não entendemos. Isso é normal e natural.

Mas de onde vêm os pensamentos e as sensações negativas e autodestrutivas que ocorrem dentro de nós? Acredito que possam vir de três fontes: o que estamos dizendo a nós mesmos, o que os outros estão nos dizendo e o que o maior inimigo de nossas almas quer que acreditemos.

O que estamos dizendo a nós mesmos. Você é reprovado em uma prova no ensino médio e diz para si: "Seu idiota." Você não conseguiu aquele emprego e diz para si: "Você nunca vai conseguir." Seu casamento termina e você declara: "Não mereço ser amado (ou amada)." Seu cérebro se lembra e, antes que você perceba, você tem um novo vocabulário de rótulos negativos e autodestrutivos que invadem seu pensamento automático. A pior parte é que você ouve essas coisas com sua própria voz!

O que os outros estão nos dizendo. Grande parte de nossa conversa interna vem do que ouvimos de pessoas importantes em nossa vida, como pais, amigos, empregadores ou líderes religiosos. Fomos ensinados a confiar nessas pessoas, mas elas eram pessoas imperfeitas, e alguns delas nos prejudicaram profundamente. Um velho provérbio diz: "Se você quer que uma mentira pareça verdadeira, repita-a muitas vezes." Podemos ter ouvido coisas negativas tantas vezes ou talvez apenas uma vez, e elas permaneceram. Então, nós as repetimos para nós mesmos.

O que o inimigo nos diz. Jesus ensinou que existe um adversário pessoal em nosso relacionamento com Deus: o diabo, que quer roubar, matar e destruir (João 10:10). Às vezes, nossas palavras para nós mesmos são alimentadas pelo inimigo espiritual. Em vez de acreditar em suas mentiras, Jesus nos convida a acreditar na verdade: que fomos criados, amados, escolhidos, dotados e capacitados para viver a vida rica e significativa pela qual ele pagou com a própria morte e ressurreição.

Da próxima vez que você estiver se ofendendo, declarando o que não consegue fazer em vez do que você consegue ou "desprezando" a si mesmo... seja gentil ao falar consigo. Em vez de ouvir e acreditar na conversa interna negativa em seu cérebro, interrompa-a e diga algo afirmativo e esperançoso para si.

Iniciativas

1 Preste atenção a seus pontos fortes. Faça uma lista de suas forças pessoais, maiores atributos e coisas que você gosta em si (fisicamente, relacionalmente, espiritualmente). Em vez de se concentrar em suas fraquezas, concentre-se nos pontos fortes. Se você sentir que prestar atenção a seus pontos fortes parece orgulho, enxergue-os como presentes divinos a serem celebrados e expressados.

2 Nomeie a fonte de seus pensamentos negativos. Da próxima vez que tiver um pensamento de autocondenação, não tente silenciá-lo. Em vez disso, interrogue-o. Tente identificar se é algo que você aprendeu sozinho a dizer ou algo que alguém lhe disse e em que você acreditou. Comece a questionar a veracidade dessa voz ou desse pensamento de condenação.

3 Convide a perspectiva de Deus para seus pensamentos. Quando estiver tendo pensamentos e sensações de ansiedade, convide Deus para esse momento. Converse com Deus e peça a ele para lembrar você de seu amor. Nossas emoções não merecem crédito e nossos pensamentos não são confiáveis, mas as promessas de Deus são sempre verdadeiras.

14

Encontre descanso

*A ansiedade pode privar você de uma conexão
significativa com o Criador,
mas também pode ser um convite para
desacelerar e cuidar de sua alma.*

Eu sentia que precisava de um lugar tranquilo, longe da agitação do meu mundo. Alguém sugeriu que eu visitasse a Casa de Retiro Serra, um antigo mosteiro católico que foi convertido em centro de retiros em Malibu, Califórnia. Encontrei o endereço *on--line*, coloquei alguns livros no carro e decidi fazer um jejum de um dia inteiro. Depois de uma hora dirigindo de manhã cedo, parei na casa de retiro. O portão estava trancado. A casa estava fechada.

Na minha pressa, devo ter perdido a parte do *site* sobre como fazer uma reserva, mas decidi esperar para ver se conseguiria entrar naquele dia, mesmo que mais tarde. Atravessei a rua e encontrei uma pequena área gramada com um banco e uma vista para o oceano Pacífico. Estava silencioso. O fresco ar matinal da praia oferecia uma alternativa para começar o dia.

Enquanto observava as ondas rolarem, avistei algo pequeno com o canto do olho. Era um caracol. Não parecia estar se movendo, mas estava. Ele estava rastejando lentamente pela calçada e indo para algum lugar. Lembro-me de pensar: "Nesse ritmo, você vai passar o dia todo aqui." Voltei minha atenção para o oceano e fiquei calado pelo que pareceu um minuto. Decidi olhar para baixo para verificar o progresso do meu pequeno companheiro gastrópode. Eu não consegui encontrá-lo! Tudo o que vi foi o rastro brilhante de gosma que os caracóis deixam atrás de si. "Você conseguiu!", eu disse. "No ritmo de caracol, porém mais rápido do que eu pensava!"

Quando a casa de retiro abriu, descobri afinal que poderia passar o dia lá. Foi um dia tranquilo de descanso e reflexão, mas não conseguia tirar aquele caracol da cabeça. Fiz um desenho dele no diário que levei comigo. Ele se tornou emblemático de minhas futuras visitas àquela casa de retiros e uma meta para minha vida espiritual em geral. Comecei a me perguntar: "Como posso chegar com sucesso ao meu destino na vida sem a pressa e a ansiedade que costumo carregar?" E: "O que seria preciso para desacelerar? Tenho a presença não ansiosa daquele caracol?"

Descobri duas práticas que me ajudam a encontrar esse tipo de descanso: o sábado e a leitura espiritual. Essas duas práticas me ajudam a desacelerar e encontrar uma conexão significativa com meu Criador. Quero compartilhá-las com você.

Sábado. A palavra "sábado" refere-se a um dia de descanso. A história da Criação da Bíblia hebraica diz que Deus fez o mundo e depois descansou. Não ficamos com a impressão de que Deus tirou esse descanso porque estava exausto; o dia parece ser uma celebração e um momento de reflexão sobre como a criação é boa.

O sábado é um convite a seguir esse exemplo de trabalho árduo seguido de descanso reflexivo. É uma guerra gentil contra o ídolo da autossuficiência. O sábado nos lembra de que todas as coisas boas são dádivas, inclusive nossa capacidade de trabalhar. Também nos adverte contra encontrar nossa identidade no que produzimos. Somos amados, valorizados e aceitos não porque trabalhamos arduamente, mas porque fomos criados em amor.

O sábado é difícil para mim. Gosto de ser independente e muitas vezes associo meu valor à minha produtividade, o que me faz sentir mais responsável pelas coisas do que realmente sou. Isso aumenta minha ansiedade. A primeira vez que pratiquei um sábado, decidi tirar uma soneca a maior parte do dia só porque isso me fazia sentir como se estivesse "fazendo alguma coisa".

Tento me dar um dia de descanso por semana, bem como diferentes momentos de inatividade durante o dia. Encontro maneiras de desacelerar, respirar e me reorganizar espiritualmente. Tenho feito caminhadas tranquilas sozinho, sem tecnologia. Meus "passeios solo" são uma maneira de aproveitar o bom mundo do meu Criador e agradecer em silêncio pelo que recebi. Procuro recordar o convite de Jesus a seus atarefados e ansiosos discípulos: "Venham comigo para um lugar deserto e descansem um pouco." (Marcos 6:31)

Leitura espiritual. Podemos praticar a leitura espiritual com todos os tipos de literatura, mas aqui eu me refiro à antiga abordagem de leitura bíblica chamada *lectio divina*. Muitas pessoas leem a Bíblia como um livro de respostas para problemas ou uma referência rápida para tópicos. A *lectio divina* é uma abordagem que convida o leitor a desacelerar e ter um encontro com o autor das Escrituras. Ela é constituída de quatro partes.

A primeira parte é chamada de *lectio* ou *leitura*. Para começar, encontre um lugar tranquilo e confortável para ler. Escolha um pequeno trecho da Bíblia. Leia-o uma vez e, nesta primeira leitura, faça observações sobre imagens, personagens e palavras que se destacam para você. Não se force a entender o sentido.

A próxima parte é chamada de *meditatio* ou *reflexão*. Você lê o mesmo trecho novamente e percebe se se sente estimulado a pensar mais profundamente sobre algo que leu. Isso talvez inclua tentar entender mais sobre o sentido do texto e a mensagem do autor. Nessa reflexão, deve-se pedir orientação divina, em vez de cair em um modo de estudo puramente acadêmico.

A terceira parte é chamada de *oratio* ou *resposta/oração*. É quando você fala com Deus sobre o que está lendo e aprendendo. Isso pode significar orar em voz alta ou escrever seus pensamentos e suas sensações em um diário. Responder tem menos a ver com seu entendimento da leitura que fez do que com a possibilidade de conversar com seu Criador, ponderando sobre o que leu.

A última parte é chamada de *contemplatio* ou *descanso/contemplação*. Passe dez minutos em silêncio. Aqui se deve permitir que Deus trabalhe em silêncio em seu coração e sua mente. Abra-se para receber orientação espiritual de Deus sobre como lidar com o que você leu. Sua mente vai vagar. Não entre em pânico. Use um caderno para anotar os pensamentos que distraírem você e, em seguida, traga gentilmente sua atenção de volta para Deus e para o texto lido.

Esse tipo de leitura pode parecer estranho ou incomum para você, especialmente se for uma pessoa nova na fé. Se for esse o caso, considere começar com algo simples e confortável. O objetivo dessas práticas espirituais é nos ajudar a desacelerar e nos conectar (talvez pela primeira vez) com aquele que nos criou. Felizmente, mesmo a passos de tartaruga, podemos chegar lá!

Iniciativas

1. **Passe algum tempo a sós com Deus.** Escolha um dia e local para passar um tempo sozinho. Eu recomendo um lugar tranquilo ao ar livre, afastado de sua rotina. Tenha consigo material para tomar notas e uma Bíblia. Comece apenas relaxando e ficando em silêncio. Aprecie o mundo natural ao seu redor. Quando sentir que está pronto (ou pronta), convide Deus para se juntar a você nessa quietude e tente alguma leitura espiritual.

2. **Registre a experiência.** Depois de tentar passar algum tempo a sós com Deus, escreva o que você sentiu. Talvez nada de profundamente espiritual tenha acontecido; talvez tenha sido uma experiência poderosa para você. Anote seus pensamentos e suas sensações como se estivesse escrevendo algo para o seu Criador. Aqui está uma anotação do meu diário: "Bem, Deus, foi bom ficar quieto por um tempo. Não acho que recebi nenhuma revelação divina, mas precisava desse momento. Tenho a estranha sensação de que tu gostas de me ver aqui."

3. **Separe trabalho de identidade.** Muitos de nós associamos quem somos com o que fazemos. Nós nos identificamos demais com nosso trabalho, nossa função familiar ou nossa produção criativa. Conhecer sua identidade além do trabalho, da família, da produção e da aparência é importante para encontrar descanso. Faça uma lista de quem é você a partir das coisas que não estão ligadas ao que você produz. Eu, por exemplo, sou um filho de Deus, um ser humano e uma pessoa amada por outras. Nada disso é por causa do que eu faço ou deixo de fazer.

15

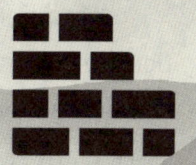

Busque o progresso, não a perfeição

A ansiedade mantém você numa prisão de categorias de aprovação ou reprovação. Aprenda a reconhecer e comemorar seu progresso.

Eu tinha passado a noite em claro. Teria uma conversa difícil com alguém da minha equipe de liderança no dia seguinte, e meu estômago estava embrulhado. Minha cabeça estava inundada pelos piores cenários. Quando me dei conta, minha mente estava em uma busca frenética pela coisa certa a dizer para que a conversa terminasse bem. Nada servia.

Comecei a acreditar que minhas sensações de ansiedade eram um indício de que eu não deveria ter aquela conversa. Então, a sensação negativa e irritante dentro de mim começou a piorar. Ela veio com mensagens como "Você não sabe o que está fazendo" e "Deviam ter escolhido um líder mais experiente para essa função".

Só então tive um momento de clareza. E disse a mim mesmo: "Ah! Quem está falando é minha ansiedade."

A inquietação, o aumento da sensação de perigo, o excesso de pensamento, a enxurrada de sensações negativas, a confusão entre sensações e evidências e as mensagens de autocondenação — todos esses eram sinais de que meu cérebro estava trabalhando demais, tentando me proteger de uma suposta ameaça. Ao longo dos anos, eu havia aprendido um ritual para me ajudar em momentos assim. O ritual era pensar demais. Pensava por bastante tempo e, em algum ponto, eu me convencia a não mais fazer aquilo que temia.

Então, naquela noite, naquele momento de clareza, percebi que minha ansiedade estava levando vantagem sobre mim. Pratiquei algumas das habilidades básicas que vinha aprendendo:

- Agradeci silenciosamente a Deus por ter em meu cérebro um centro de resposta a ameaças bem projetado.
- Aceitei que, por mais que planejasse, ainda haveria incerteza.
- Sentei-me e observei esses pensamentos e essas sensações sem os absorver.
- Tirei dez segundos e identifiquei alguns dos pensamentos e sensações que estava tendo.
- Reconheci que conversas difíceis desencadeiam minha ansiedade.
- Pedi a Deus que se juntasse a mim em minha ansiedade, em vez de pedir que ela fosse removida de modo sobrenatural.
- Por fim, decidi que a melhor coisa a fazer era seguir em frente com aquela conversa difícil, não a evitar.

O dia seguinte chegou. Adivinha o que eu fiz?

Evitei a conversa.

Mas não vi isso como um fracasso. Vi como um progresso. Eu havia praticado muitas novas habilidades úteis para trabalhar com meus pensamentos e minhas sensações de ansiedade. Isso era motivo para comemorar! Também percebi que enfatizar o que não fiz, em vez de focar o que fiz, era um sintoma maior do meu problema de ansiedade.

Acredito que a melhor parte dessa experiência foi aquele momento de clareza. Tudo mudou quando eu disse a mim mesmo: "Quem está falando é a minha ansiedade!" Naqueles breves segundos, eu não estava no piloto automático. Eu não estava apenas seguindo o condicionamento pré-programado da minha ansiedade.

Quando você sentir o aumento da frequência cardíaca, o desejo de evitar, quando tiver vontade de realizar um ritual para se sentir melhor, isolar-se das pessoas ou começar a acreditar nas mensagens de autocondenação em sua cabeça, a simples capacidade de reconhecê-las como expressões de ansiedade já é um progresso. Parabéns!

Alguém disse uma vez: "O primeiro passo para derrubar uma parede é tomar consciência de que ela existe." Você está ficando cara a cara com a ansiedade. Você a está enxergando claramente. Este é um grande avanço. Comemore o progresso!

Como se comemora o progresso?

Pense em progressão contínua, não categórica. Em vez de avaliar as situações entre "deu certo" ou "deu errado", podemos observar nosso progresso em uma escala de um a dez. Se dez é a perfeição, podemos declarar que dez é inatingível. Se um é uma falha irreversível, também podemos declarar que um é impossível. Com isso, temos os graus de dois a nove. A pergunta que podemos fazer a nós mesmos é: "Como estou agora em comparação com antes?"

Tenho um amigo que luta regularmente contra pensamentos negativos sobre si mesmo. Ele me disse: "Tenho medo de que todos me odeiem e fico preso nesses pensamentos o dia todo... às vezes mais." Nós nos encontramos e eu o treinei através de alguns dos exercícios deste livro. Ele me procurou algumas semanas depois e disse: "Ainda tenho esses pensamentos negativos, mas agora só os tenho por algumas horas, não o dia todo." Eu disse: "Isso é progresso!"

Sinta-se à vontade para reavaliar a situação. Um dos maiores desastres da história marítima é o naufrágio do *Titanic*. Existem muitas razões pelas quais o grande "navio inafundável" afundou, mas uma das principais foi a ansiedade. Os investidores queriam que o novo navio chegasse ao seu destino dentro do prazo (antes do prazo, na verdade). Essa ansiedade os levou a cortar custos na preparação, ignorar o senso comum e ignorar sinais de alerta. A história teria sido diferente se eles tivessem se dado a liberdade de reavaliar a situação.

Meu filho é um homem motivado, trabalhador e responsável. Ele também é perfeccionista. Durante um de seus anos de faculdade, ele se comprometeu demais com as responsabilidades escolares e de liderança. Ele sentia que trancar uma das matérias seria um sinal de fracasso — mas ser reprovado também seria. Seu maior crescimento naquele ano não foram seus estudos, mas sua capacidade de se permitir reavaliar a situação e trancar uma das matérias em que havia se matriculado. Isso é progresso e deve ser comemorado!

Mude sua visão do tempo. Temos em português a palavra "tempo", mas em grego há duas palavras: *chronos* e *kairós*. *Chronos* refere-se ao tempo linear: dias, horas, segundos. Esse tipo de tempo é limitado. *Chronos*, uma vez passado, não volta. *Kairós*, em contrapartida, refere-se a uma janela de oportunidade ou momento providencial. *Kairós* pode acontecer a qualquer momento e, quando passa, outro *kairós* aparece.

Minha amiga Suzy tem ansiedade social. Desde muito jovem, ela se condicionou a pensar que compartilhar pensamentos e sensações a levaria a ser provocada e rejeitada. Como resultado, ela sofria para ser sincera em novos relacionamentos. Ela conheceu uma nova amiga e sentiu que podia confiar e se abrir sinceramente com ela. Foi um "momento *kairós*", mas ela não o aproveitou.

Ela sabia que o momento tinha passado. E apenas saber que havia perdido já era um progresso. Na semana seguinte, ela viu outra oportunidade de se abrir com sinceridade. Foi outro "momento *kairós*". Desta vez, ela o aproveitou e compartilhou pensamentos e sentimentos. Esse também foi um progresso!

Quando aceitei o chamado para ser o pastor principal de nossa igreja, fiquei inundado de ansiedade. Imediatamente comecei a pesquisar a Bíblia em busca de sabedoria para líderes de igreja inexperientes. Encontrei este encorajador conselho do apóstolo Paulo a seu jovem protegido, Timóteo: "Seja diligente nestas coisas; dedique-se inteiramente a elas, para que todos vejam o seu progresso." (1 Timóteo 4:15) Decidi naquele momento que, em vez de buscar a perfeição, aprenderia a reconhecer e celebrar meu progresso. Talvez você pudesse tentar. Tem dado certo no meu caso.

Iniciativas

1 Revise seu progresso com este *Guia cristão antiansiedade*. Reveja o sumário deste livro e celebre o que aprendeu. Quais habilidades específicas você tentou? Quais incorporou a sua vida? De que modos você já notou um progresso na libertação da ansiedade?

2 Reconheça o progresso dos outros. Escolha três pessoas em sua vida, como colegas de trabalho, parentes ou amigos. Escreva bilhetes e compartilhe sua percepção do progresso que eles fizeram em áreas que importem para essas pessoas. Ao desenvolver o hábito de celebrar o progresso dos outros, você se tornará mais capaz de fazer isso consigo mesmo.

3 Forme sua própria equipe de encorajamento. Encontre dois amigos ou familiares de confiança que conheçam sua luta contra a ansiedade. Peça-lhes que compartilhem com você qualquer progresso que estejam observando em sua vida. Peça-lhes que leiam este livro, se isso ajudar. Convide-os a informar o progresso que você talvez não perceba.

16

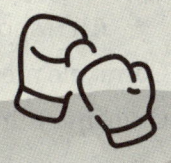

Entenda a obsessão e a compulsão

Sua primeira resposta à ansiedade é tentar pará-la, mas suas tentativas de fazer isso podem se transformar em um novo ciclo para evitá-la. Você pode aprender a superar a ansiedade esgotando-a por meio da exposição.

Eu estava assistindo novamente à famosa luta de boxe de 1974 entre Muhammad Ali e George Foreman. O *Rumble in the Jungle* é considerado um dos maiores eventos esportivos televisionados do século XX. Antes da luta, Ali disse que venceria no fim do oitavo assalto usando uma nova técnica chamada *rope-a-dope*.

No boxe, um *rope-a-dope* é quando você permite que seu oponente o coloque contra as cordas, defende seu rosto e o deixa dar socos inúteis em seus braços e seu corpo. Você faz o que pode para que seu oponente gaste toda a energia dele enquanto você se protege. Quando o oponente estiver exausto, você entra de novo na luta.

Na entrevista pré-luta, um locutor esportivo perguntou a Ali: "No caso, quem é o *dope*?"[6]

6 Imbecil.

Ali respondeu: "Qualquer um que me puser contra as cordas." Como ele mesmo previu, Ali nocauteou Foreman no oitavo *round*. O último minuto dessa luta é um espetáculo.

O *rope-a-dope* é uma estratégia incrível de boxe. É também uma técnica poderosa para nos ajudar na luta contra a ansiedade.

Aprendemos que a ansiedade começa quando o cérebro percebe uma ameaça. O cérebro, então, sinaliza ao corpo que desencadeie reações automáticas, tais como aumento da frequência cardíaca, descarga de adrenalina e hiperatenção. Juntamente com essas reações, podem surgir pensamentos descabidos ou sensações indesejadas — incluindo desconforto com a incerteza, preocupação de estar exposto a um vírus, uma sensação incômoda de ter esquecido algo, uma necessidade avassaladora de ordem, pensamentos ou desejos sexuais indesejados, medo de ter machucado alguém ou ofendido a Deus, ou talvez a sensação geral de que algo não está certo.

Esses pensamentos e essas sensações indesejadas tornam-se o foco de nossa atenção. Eles nos preocupam. Não podemos expulsá-los, e isso nos incomoda. Neste ponto, podemos estar sofrendo do que é tecnicamente chamado de *obsessão*. Uma obsessão é um pensamento, uma imagem ou um impulso indesejado e intrusivo que desencadeia sensações intensas de angústia.

Você está me acompanhando? Fique atento nesta próxima parte.

Quando temos obsessões, nossa resposta natural é tentar nos livrar delas. Fazemos de tudo para combater nossas obsessões: tentamos minimizá-las, desviá-las, rejeitá-las e superá-las. Quando encontramos algo que minimiza ou interrompe temporariamente a obsessão, nós o fazemos novamente. Se funcionar, nosso cérebro cria um ciclo doentio para evitá-la, dando origem a um desejo de repetir tudo o que antes ajudou a parar ou aliviar nossa obsessão. Nesse ponto, criamos o que chamamos de *compulsão*.

Compulsões são rituais nos quais nos envolvemos para lidar com a angústia de nossos pensamentos e de nossas sensações indesejadas. São comportamentos ritualizados que adotamos como forma de lidar com a nossa ansiedade. Para qualquer pessoa, podem parecer atividades normais, mas, para nós, são rituais que se tornaram necessários porque os usamos para tentar combater nossas obsessões. Podem ser coisas simples, como roer unhas, repetir atividades, fazer piadas, compras, faxinar ou fazer exercícios. Eles também podem se tornar coisas que normalmente associaríamos ao transtorno obsessivo-compulsivo, como lavar as mãos excessivamente, impulsos irrealistas de contar ou organizar objetos, acumulação ou outros comportamentos compulsivos que requeiram acompanhamento terapêutico profissional.

Até mesmo atos pequenos, inocentes e bem-intencionados que tragam algum alívio podem se tornar compulsivos se forem ritualizados para lidar com nossos pensamentos e nossas sensações indesejadas. Quando lutamos contra nossas obsessões com compulsões, não percebemos que isso equivale a colocar nossas obsessões contra as cordas e socá-las. Nossas obsessões estão simplesmente preservando a força e nós estamos nos esgotando. É um *rope-a-dope* clássico, e nós somos os *dopes*.

Vamos aplicar a estratégia de Ali à nossa batalha contra a ansiedade. Em vez de tentar lutar contra nossa preocupação crônica, nossos pensamentos invasivos e nossas sensações indesejadas, o que aconteceria se deixássemos que tudo isso nos levasse às cordas e se desgastasse? Como seria isso? Deixe-me tentar explicar com um exemplo da minha vida.

Uma das minhas maiores obsessões tem a ver com relacionamentos. Eu luto para agradar as pessoas. Costumo ter pensamentos e sensações indesejados de que ofendi alguém ou que as pessoas não gostam de mim e acredito que é minha total responsabilidade garantir que todos os meus relacionamentos sejam saudáveis. Eu fico obcecado em garantir que meus relacionamentos sejam bons e que as pessoas gostem de mim.

Ruminar é minha compulsão. Faço isso contatando pessoas que conheço, buscando garantias e pensando demais em meus relacionamentos. É a maneira como tento lutar contra minha preocupação obsessiva com meus relacionamentos e as opiniões dos outros. Dito de outra forma, minha compulsão é colocar minha ansiedade de relacionamento "contra as cordas" e começar a socar. Passei noites sem dormir socando minhas sensações de ansiedade "contra as cordas". A intenção é nocautear minha ansiedade, mas sou eu que fico esgotado.

E se, em vez de tentar nocautear minha ansiedade de relacionamento com a ruminação, eu a deixasse me colocar contra as cordas e se desgastar? Em vez de lutar contra isso, apenas deixá-la continuar me angustiando? Essa é outra forma de "exposição". Aceitamos nossos pensamentos e nossas sensações de ansiedade, mas mantemos o foco nas outras habilidades que estamos aprendendo e, com o tempo, nossos sentimentos de ansiedade começam a perder seu poder. É um *rope-a-dope* clássico, mas desta vez a ansiedade é o *dope*.

Eu vi Ali fazer isso naquela luta. Eu o vi sendo atingido, mas havia um pequeno sorriso em seu rosto o tempo todo. Isso porque ele tinha um plano. Ele estava aceitando os golpes, mas estava focado em sua estratégia. Com a estratégia de se proteger enquanto desgasta o poder dos sentimentos angustiantes, você pode ser inundado pela ansiedade, mas depois, como em uma inundação, as águas irão baixar.

A ansiedade é um valentão em seu cérebro. Acredito que você pode nocautear a ansiedade, mas primeiro você precisa cansá-la. Permita que a ansiedade bata em você muitas vezes, como George Foreman botando Muhammad Ali contra as cordas. Em vez de lutar contra ela, permita que ela continue atacando. Sinta a ansiedade. Aguente. Você quer que ela se desgaste. Ao sentir ansiedade, não entre em pânico. Diga para si: "Posso aguentar isso por um tempo. Estou nas cordas, mas tenho um plano."

Enquanto isso acontece, proteja-se. Lembre-se de que você não está só. Respire fundo e conte até dez. Seja gentil ao falar consigo. E busque o progresso, não a perfeição. Você pode ceder, querendo que a ansiedade pare. Veja se consegue suportar seus pensamentos e suas sensações de ansiedade por mais dez segundos. Isso é progresso!

Iniciativas

1 **Escolha uma obsessão.** Identifique uma expressão de ansiedade para fazer a experiência. Tente encontrar uma situação, ação ou pessoa que lhe cause ansiedade, mas que seja fácil de começar a trabalhar. Checar sua escada de medo e seu registro de humor pode ajudar nisso.

2 **Identifique a compulsão.** Você tem um comportamento, ritual ou reação automática que usa para se livrar da ansiedade? Pode ser algo que pareça natural ou bom, como pensar, orar, comer ou se distrair. Mesmo que a mídia, o uso do telefone e as mídias sociais possam ser divertidos e até uma distração saudável, eles também podem se disfarçar de compulsões e ser usados para evitar pensamentos

e sensações de ansiedade. Também pode ser algo pelo que alguém tenha elogiado você. Para mim, é humor. Eu faço piadas quando estou ansioso. Estou aprendendo a não evitar minha ansiedade por intermédio do humor.

3 Não ceda à compulsão. Da próxima vez que você sentir a ansiedade que se torna uma obsessão, sentirá o desejo de ceder a uma compulsão para diminuir sua ansiedade. Quando isso acontecer, não ceda à compulsão. Aceite a ansiedade. Em vez disso, encontre algo saudável para fazer (atividade física, algum *hobby* ou tempo de oração). Você pode acabar cedendo à compulsão depois de algum tempo. Tudo bem. Escreva o que você sentiu e comemore seu progresso.

17

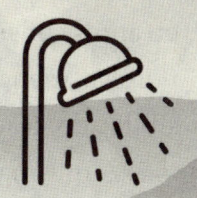

Comece a se expor

Você tem o hábito de evitar o que produz ansiedade.
O único caminho para a liberdade é
enfrentar habitualmente o que você teme.

Eu tenho asma grave.
    Certa vez, quando criança, fui hospitalizado e tive de passar alguns dias em uma tenda de oxigênio. Os médicos me trataram com oxigênio e vapor bombeados para dentro da tenda a fim de ajudar a abrir meus brônquios. Quando saí do hospital, eles disseram aos meus pais que vapor de água me ajudaria, então meu pai construiu uma tenda de plástico por cima do chuveiro e me dizia para tomar banhos superquentes a fim de criar muito vapor.
    Eu achava aquilo horrível. A água era muito quente. Eu ficava o mais longe possível da água, mas, com o tempo, fui me aproximando cada vez mais dela. Aos poucos, minha asma melhorou e eu não precisava mais do vapor, mas havia me acostumado com banhos quentes. Agora, eu amo banhos quentes. Outro dia, eu estava diminuindo o fluxo de água fria do chuveiro e percebi que o registro estava completamente fechado! Aprendi a suportar o que

eu antes considerava um calor insuportável, e, quanto mais eu suportava, menos ele me afetava de modo negativo. Fiquei "dessensibilizado" à água quente.

A mesma coisa que aprendi naqueles banhos pode ser aplicada para lidar com a preocupação e o estresse. Às vezes, as situações que nos trazem preocupação, ansiedade e estresse podem parecer água escaldante. Temos vontade de sair da água ou mudar a temperatura. Pode parecer contraintuitivo, mas a melhor maneira de lidar com a preocupação, a ansiedade e o estresse é aprender a suportá-los e, com o tempo, retreinar-nos para reagir de modo diferente.

Vamos ligar os pontos entre os nossos quatro princípios: começamos aceitando que a ansiedade é natural, mas se tornou prejudicial à saúde (normalização); depois começamos a entender melhor nossos medos e a enfrentá-los, em vez de evitá-los (exposição); em seguida, usamos as novas habilidades que estamos aprendendo para nos tornarmos insensíveis aos nossos medos (habituação); no processo, descobrimos maneiras saudáveis de experimentar o amor de Deus por nós e pelos outros (cuidado).

O exemplo do chuveiro ilustra a dessensibilização por meio da habituação, que é a diminuição de uma resposta fisiológica ou emocional a um estímulo frequentemente repetido. Ao nos expor continuamente àquilo que nos deixa ansiosos (como eu com a água quente), nós nos tornamos insensíveis aos estímulos e nossa ansiedade diminui com o tempo. É importante ter em mente que a nossa biologia faz grande parte desse trabalho.

Você já fez isso antes. Pense em algo que costumava temer e que não o assusta mais — nadar, falar em público, animais. O que você fez? Aceitou a preocupação, enfrentou seu medo, lidou com as sensações, recebeu apoio de outras pessoas e, com a exposição repetida, a ansiedade diminuiu... e alguns até se tornaram surfistas, palestrantes e apaixonados por animais!

Nossa tendência natural é evitar o que nos deixa ansiosos, mas aprendemos que a ansiedade cresce quando tentamos evitá-la. Parece contraintuitivo porque nosso instinto é nos afastarmos das coisas que tememos. Mas, para aqueles entre nós que sofrem com preocupações crônicas, pensamentos invasivos e sensações indesejadas, o medo é falso. Nosso cérebro aprendeu a temer coisas que não se deve temer.

Alguns anos atrás, eu estava ao telefone com um mentor meu:

— Preciso ter uma conversa difícil com uma amiga no trabalho — disse a ele.

— Há quanto tempo você está precisando falar com essa pessoa? — ele perguntou.

— Há cerca de um mês. Eu tenho evitado essa conversa porque não quero ferir os sentimentos dela.

Ele fez uma pausa e disse:

— Você não está protegendo os sentimentos dela; você está protegendo os seus. Essa pessoa está trabalhando com você hoje?

— Sim — admiti.

— Você precisa compartilhar suas observações com ela. Compartilhe seu desejo de não machucá-la e então seja simples e direto. Desligue o telefone agora, vá conversar com ela e depois me ligue de volta.

Clique.

Engoli em seco.

Atravessei o meu escritório e decidi apenas fazer o que ele disse. A conversa foi muito desconfortável para mim, mas descobri que era capaz de me articular melhor do que esperava. Eu era capaz de ser compassivo e sincero. Minha amiga ficou grata por ouvir o que eu tinha para compartilhar e fez perguntas importantes. Esse é um exemplo de exposição.

Alguns de vocês estão em pânico agora mesmo. Você está sentindo o que é chamado de *ansiedade por antecipação*.

No entanto, quanto mais enfrentamos nossos medos, mais fácil fica fazer isso. Pode ser assustador, mas funciona! O que mais me assusta é algo chamado *inundação*. É quando nos permitimos sentir as emoções intensas da ansiedade. Acho útil simplesmente reconhecer isso no momento, dizendo: "Estou me sentindo inundado agora. Eu consigo viver com esse sentimento."

Até mesmo imaginar uma exposição ao medo (e sentir a ansiedade correspondente) alavanca o poder da habituação. Isso é chamado de *inundação cognitiva*. Por exemplo, tenho um amigo próximo que sente muita ansiedade ao falar com pessoas em posições de autoridade. Ele teve algumas experiências muito negativas com empregadores no passado e quer superar esse medo. Às vezes, peço a ele que imagine uma conversa com alguém em posição de autoridade e me diga como ele se sente. Contentamo-nos com a situação imaginada enquanto ele puder lidar com as sensações (e, geralmente, um pouco além). É uma forma de ele se acostumar com a "água quente" de suas sensações.

A exposição leva à habituação. Certo!

A habituação leva à percepção de que as consequências que você mais teme não se realizarão. Errado!

O objetivo de tudo isso não é se livrar de seus medos. Você *pode* perceber que seus piores medos não se tornarão realidade, mas, se isso acontecer, você verá que não é o fim do mundo. O objetivo principal é tornar-se mais receptivo à incerteza e menos reativo aos seus pensamentos e às suas sensações de ansiedade.

Se não enfrentarmos regularmente nossos medos, estancaremos nosso crescimento espiritual. Cerca de um ano atrás, tirei cinco semanas de folga do trabalho. Foi um tremendo presente. Foi bom para minha mente, meu corpo e meu espírito. Ao fim desse período, fui ver meu conselheiro. Ele perguntou como ia a minha ansiedade.

— Estou ótimo! — eu disse a ele. — Sem ataques de pânico e sem momentos de ansiedade. Minha ansiedade acabou?

Ele ouviu com benevolência e disse:

— Não. Você não tem enfrentado gatilhos. Não houve exposição, portanto não houve desenvolvimento. Fico feliz que essa tenha sido uma temporada de descanso. Vamos prepará-lo para voltar à vida normal.

As temporadas de descanso e calma são maravilhosas. Mas estamos aprendendo habilidades práticas para nos ajudar a viver no mundo real e ganhar saúde. Isso inclui a capacidade de enfrentar as coisas que nos assustam.

Iniciativas

1 **Exponha-se a um medo.** Usando sua escada do medo, escolha outro para enfrentar. Pode ser um medo que você pensou em enfrentar antes, mas decidiu não fazê-lo. Também pode ser um medo que você enfrentou, mas só

conseguiu tolerar por um curto período de tempo. Tente suportar suas sensações de ansiedade um pouco mais desta vez. Considere usar alguns dos exercícios espirituais que você já aprendeu, como refletir com gratidão sobre o salmo 139 ou fazer alguma leitura espiritual. No próximo capítulo, exploraremos alguns exercícios de ancoragem que serão úteis.

2 **Espere se sentir pior antes de se sentir melhor.** A habituação é exaustiva. A exposição é exaustiva. Você está na metade do *Guia cristão antiansiedade* e pode já estar cansado. Isso é normal. Volte para o capítulo sobre como cuidar de si mesmo como um todo. Procure comer melhor, descansar bem e encontrar lugares de encorajamento espiritual. Você pode precisar se concentrar mais nessas áreas à medida que continua.

3 **Comemore habituações conquistadas.** Pense em algo que costumava assustar você, mas não assusta mais (medo do escuro, montanhas-russas e assim por diante). Por que seu medo acabou? Porque você lenta e progressivamente os enfrentou e retreinou seu cérebro. Você já praticou a exposição e se beneficiou da habituação no passado. Vá em frente!

18

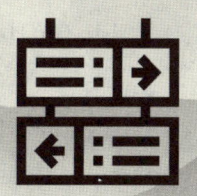

Descubra como se ancorar

Quando se flagrar em um momento de ansiedade, você pode mudar a maneira como está vivenciando o mundo. Hábitos saudáveis podem ajudar você a mudar de direção e seguir em frente.

Esta foi uma das consultas de aconselhamento mais comuns da minha vida:

— Quero que você pense em uma situação que lhe traz muita ansiedade — disse-me meu conselheiro.
— Entendi — eu disse em resposta.
— O que veio à mente?
— Não estar suficientemente em dia com as coisas no trabalho.
— Tudo bem — disse ele. — Quando eu disser, quero que você imagine que um prazo está se esgotando. Pense em algo específico. Algo real. Permita que todas as sensações de ansiedade o inundem. Vou pedir que você experimente suas sensações de ansiedade e faça outra coisa ao mesmo tempo. Vamos fazer esse exercício cinco vezes diferentes. Pronto?
— Sim, estou ansioso. Quero dizer, pronto — brinquei.

Ele me deu uma bala e disse:

— Quando você for inundado pelas sensações de ansiedade por causa desse prazo, coloque isso na boca e concentre-se no sabor por trinta segundos.

Eu fiz isso e, depois de trinta segundos, ele perguntou:

— O que você pode me dizer sobre o sabor?
— Era canela — respondi.
— Por quanto tempo você conseguiu se concentrar no sabor antes que as sensações de ansiedade o dominassem outra vez?
— Apenas alguns segundos.
— Agora quero que você se deixe inundar novamente por suas sensações de ansiedade devido ao prazo. Em seguida, olhe ao redor da sala por trinta segundos e observe o máximo de coisas possível. Já!

Depois de trinta segundos, ele perguntou:

— O que você notou no escritório?
— Não muito. Eu ainda estava pensando no prazo.

Então ele disse:

— Mais uma vez, deixe-se inundar por suas sensações de ansiedade devido ao prazo. Em seguida, toque o tecido na perna da sua calça por trinta segundos.

Depois desse intervalo, ele me perguntou o que havia acontecido.

— É um tecido áspero. Ele tem alguns risquinhos. Fiquei surpreso porque não imaginava que essas calças tivessem esse tipo de textura. E os vincos tinham pequenas protuberâncias. Esfregando o dedo neles, lembrei-me daquelas listras na estrada que o mantém na sua faixa.

— Quanto tempo levou para que as emoções referentes ao prazo voltassem?

Eu pensei por um momento e disse:

— Elas acabam de voltar.

Seus dois exercícios finais envolviam ouvir sons na sala e cheirar uma vela. Minha resposta aos sons foi como a de tocar a perna da calça: trinta segundos não bastavam! No entanto, depois de cheirar a vela, voltei rapidamente aos meus pensamentos e sensações de ansiedade. Então ele disse:

— Vou te falar sobre algumas pesquisas de um cara chamado Norman Farb. Existem duas maneiras pelas quais o cérebro processa informações. Uma é por meio do que é chamado de *rede de foco narrativo*. Quando você está planejando, fazendo estratégias e ruminando, a sua rede de foco narrativo está em ação. A outra forma de seu cérebro processar informações é através da chamada *rede de foco experiencial*. Essa é a forma como seu cérebro processa o momento presente. Quando você está experimentando seus cinco sentidos, é a sua rede de foco experiencial que trabalha.

Ele prosseguiu:

"Agora, aqui está a coisa importante a saber: a rede de foco narrativo e a rede de foco experiencial não conseguem funcionar ao mesmo tempo. Quando você é dominado pelos seus pensamentos e suas sensações de ansiedade, a sua rede de foco narrativo está a todo vapor. Você precisa encontrar modos de sair desses ciclos, ficando mais presente no momento de maneiras saudáveis, com sua rede de foco experiencial atuando."

Nossa!

A rede de foco narrativo é a rede-padrão do cérebro humano. Ela é maravilhosa. Recolhemos informações, processamos, planejamos, raciocinamos, prevemos, analisamos e criamos histórias para manter tudo unido. Para quem sofre de ansiedade, também é nela que confundimos nossas sensações com fatos, confirmamos nossos preconceitos, condenamos nossas atitudes e imaginamos catástrofes.

A rede de foco experiencial nos permite um encontro com o mundo em tempo real. Ela nos ajuda a olhar os lírios do campo, aceitar um elogio, apreciar o ar em nossos pulmões e estar presente com alguém que esteja sofrendo sem sermos invadidos por nossa necessidade de resolver a situação ou culpar a pessoa por sua dor. É uma maneira pela qual fomos projetados para experimentar a presença amorosa de Deus no momento atual.

O exercício simples que meu conselheiro me ensinou me ajudou a descobrir que, quando estou dominado pela avassaladora inundação de minha ansiedade, envolver ativamente meus sentidos de tato e audição pode criar uma mudança dramática em meu cérebro e me tirar do meu "ciclo de preocupação".

No tratamento da ansiedade, isso é chamado de *ancoragem*. A ancoragem é uma maneira de ajudar nosso cérebro a mudar de direção por um momento e pensar de forma mais saudável para que possamos praticar deliberadamente todas as outras habilidades e técnicas que estamos aprendendo.

Deus nos criou com mente, corpo e espírito. Quando estamos ansiosos, podemos usar nossos cinco sentidos dados por Deus para nos lembrar fisiológica e espiritualmente de que estamos seguros e protegidos no mundo de nosso Pai. É um convite à graça, ao relacionamento com os outros e ao descanso de nossos pensamentos e sensações de ansiedade.

Deixe-me fazer uma pausa aqui e trazer uma observação importante sobre o objetivo da ancoragem. Ela não se destina a ser uma forma de evasão. Quando comecei a lidar com a minha ansiedade, descobri que o artesanato era um *hobby* que me ajudava a romper com meus ciclos de preocupação e encontrar um pouco de paz. Um dia, encontrei-me criando durante oito horas seguidas! Percebi que estava evitando minha ansiedade nessa fuga para algo saudável.

O propósito dos exercícios de ancoragem não é permitir que você fuja de lidar com sua ansiedade. O objetivo é ajudar a mudar seu foco para que você possa praticar a normalização, a exposição, a habituação e o cuidado. A ancoragem nos ajuda a fincar os pés no chão para enfrentar nossos medos, não para fugir deles.

Iniciativas

1 **Descubra qual dos seus cinco sentidos o ancora.** Faça você mesmo o exercício de ancoragem. Peça a alguém para ajudá-lo, se assim for mais fácil. Pense em algo que lhe traga ansiedade. Imagine-o até que se produzam seus pensamentos e suas sensações de ansiedade (ou seja, uma inundação cognitiva). Envolva um dos seus sentidos. Repita a operação

com cada um deles. Determine quais dos seus sentidos são mais úteis para sua ancoragem quando você for inundado pela ansiedade.

2. **Planeje a "ancoragem portátil".** Não podemos controlar quando nos sentiremos ansiosos, por isso precisamos de exercícios de ancoragem aonde quer que vamos. Planeje como você pode usar uma técnica simples de ancoragem onde quer que esteja. Por exemplo, se o paladar ajuda a mudar a direção mental durante um momento de ansiedade, carregue balas com você. Se for o tato, você pode planejar esfregar os dedos. Lembre-se, a ancoragem é um truque simples para nos capacitar a usar outras habilidades. Se você usá-la para evitar a ansiedade, ela pode se tornar uma compulsão ou um tique.

3. **Encontre *hobbies* que ancorem você.** Deus lhe deu dons e talentos para ajudar você a manter os pés no chão quando a ansiedade chegar. Você tem veia artística? Seja uma pessoa criativa: desenhe ou use livros para colorir, crie ou aprecie música, escreva, dance, atue, faça artesanato. Você faz o tipo atlético? Seja alguém ativo: corra, levante peso, caminhe ou pratique ioga ou artes marciais. Você é uma pessoa tátil? Envolva-se com o mundo natural: faça jardinagem, cozinhe, tire fotos, caminhe, trabalhe com madeira. Desenvolva maneiras contínuas de nutrir os sentidos com que Deus lhe presenteou. Isso irá ajudar você com sua ansiedade. Além disso, ajudar as crianças a encontrar hábitos e *hobbies* saudáveis quando são jovens pode prepará-las para lidar melhor com a ansiedade conforme envelhecem.

19

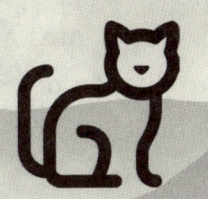

Seja corajosamente vulnerável

Você aprendeu a se proteger, se esconder e se defender. Você pode começar a reconhecer suas dificuldades e se abrir com os outros.

Anos atrás, atropelei um gato com meu carro. Não foi de propósito. Eu estava voltando para casa tarde da noite e ouvi um baque. Parei para ver o que tinha acontecido. Um gato preto e cinza estava deitado imóvel na rua. Eu me senti superculpado.

Eu não queria que ele fosse atropelado por outro carro, então decidi tirá-lo do meio da rua. Quando me aproximei, o gato começou a se mover. Ele tentou se levantar, mas suas patas traseiras não estavam cooperando. Eu estava muito feliz por ele estar vivo, mas bastante triste por ele estar ferido.

Quando cheguei perto o suficiente para ajudar, ele se virou para mim e rosnou. Pulei para trás com medo. Em seguida, gritei para ele: "Estou tentando ajudá-lo!" Ele começou a se arrastar para longe de mim enquanto continuava a rosnar.

Aquele gato fez o que todas as criaturas de Deus foram projetadas para fazer quando estão vulneráveis: ele se autoprotegeu.

É uma técnica de sobrevivência para evitar mais danos. Quando nos sentimos fracos, inseguros, solitários, assustados e indefesos, nosso instinto é atacar, correr ou se fingir de morto. Essa resposta de autoproteção não é apenas instintiva, mas também aprendida. Antes mesmo de sermos capazes de articular nossos pensamentos e nossas sensações, aprendemos a tomar decisões de autoproteção quando nos sentimos inseguros.

Depois que nossa filha Elia nasceu, minha mulher, Marie, passou por um período terrível de depressão pós-parto. Nos primeiros anos de vida de minha filha, Marie não estava disponível para ela emocionalmente e, às vezes, fisicamente. Aos três anos, Elia enfrentava dificuldades para se aproximar dos outros. Ela tinha grandes explosões emocionais e não queria ser segurada ou abraçada por ninguém. Quando as pessoas queriam estar perto dela, ela se afastava protestando.

Nossa família conseguiu ajuda profissional, e hoje Marie e Elia estão em ótimas situações emocional e relacional. Elia não se lembra daquela fase difícil de sua vida, mas Marie e eu chamamos essa época de *os anos selvagens*. A palavra *selvagem* refere-se a um animal domesticável que aprendeu a sobreviver por conta própria. Sem cuidado, nutrição, treinamento e amor, os animais recorrem à autoproteção radical.

Nós também fazemos isso.

O oposto da autoproteção radical é a vulnerabilidade corajosa. Em vez de atacar, correr ou fingir de morto quando nos sentimos fracos, inseguros, solitários, assustados e indefesos, podemos pedir ajuda. Podemos nos conscientizar de nossos pensamentos e nossas sensações, aprender a articulá-los e pedir o que precisamos. Também podemos desenvolver a resiliência emocional para lidar com a vida quando não conseguimos o que queremos. Isso é o que significa ser vulnerável e corajoso.

Coragem não é ausência de medo. Coragem é superação do medo. Nosso instinto de sobrevivência nos dirá: "Proteja o que você tem e não peça o que você precisa." Mas a coragem diz: "Pode ser assustador, mas seja sincero e arrisque ir atrás do que você precisa."

Alguns de nós não são corajosamente vulneráveis porque, no passado, procuraram ajuda e ela não lhes foi dada. A ansiedade nos mantém selvagens. Eis alguns traços possíveis dessa situação.

Quando nos sentimos ansiosos, rosnamos para quem quer ajudar. Podemos ter aprendido que, quando estamos vulneráveis, podemos nos machucar. Isso nos torna superprotetores de nós mesmos. Ser corajosamente vulnerável significa pedir ajuda aos outros. Pode levar tempo para encontrarmos os relacionamentos úteis certos, mas cada tentativa vale a pena. Podemos dizer: "Vou tentar de novo."

Quando estamos ansiosos, evitamos o que nos assusta. Achamos que estamos nos protegendo ao nos isolarmos, mas precisamos nos abrir para os outros sobre nossos medos. Encarar o incerto é o que temos em comum com todos os seres humanos. Ser corajosamente vulnerável significa compartilhar com outras pessoas nossas dificuldades com a incerteza. Podemos dizer: "Há outros como eu."

Quando nos sentimos ansiosos, sentimos vergonha. Ficamos constrangidos com nossa preocupação, nosso medo e nossos pensamentos ou nossas sensações indesejadas. Em vez de consertar ou seguir nossos medos, podemos tirar a vergonha de nossa preocupação, abrindo-nos para aqueles em quem confiamos. A vulnerabilidade corajosa pode nos ajudar a expressar nossas inseguranças. Podemos dizer: "Estou me sentindo meio sensível agora."

Em um capítulo anterior, mencionei Jesus orando na noite antes de ser crucificado. Sabendo que seria preso e morreria, ele foi para uma área isolada e pediu a seus amigos mais próximos que o acompanhassem. Depois da agonia na oração, ele descobriu que seus amigos haviam adormecido. Ele disse: "Vocês não puderam vigiar comigo nem por uma hora?" (Mateus 26:40). Ele ficou desapontado e expressou isso. Se até Jesus, em seus momentos mais vulneráveis, pediu a companhia dos outros, talvez nós também possamos.

Ser vulnerável é estar exposto à possibilidade de ser ferido ou desapontado. Não devemos nos fazer vulneráveis diante de pessoas que sabemos que vão nos vitimizar intencionalmente. Alguns de nós aprenderam a se sujeitar ao abuso físico, sexual, emocional, verbal e espiritual. Isso não é vulnerabilidade corajosa. Chama-se *desamparo aprendido*, e é algo que podemos desaprender, se tivermos ajuda.

Ser corajosamente vulnerável é aprender a passar de um padrão de autoproteção para ser mais aberto com as pessoas que se importam conosco. Isso não significa que nunca teremos problemas em nossos relacionamentos. A vulnerabilidade corajosa envolve superar os medos doentios que nos impedem de sermos conhecidos e amados pelos outros.

A primeira vez que revelei minha ansiedade para as pessoas da minha igreja foi durante um culto de domingo. Havia centenas de pessoas presentes. Eu sabia que compartilhar minha história era outra parte da exposição. Eu dizia a mim mesmo que algumas pessoas não entenderiam o que eu estava falando. Eles iriam querer me consertar ou até mesmo me julgar (e alguns fizeram isso), mas também disse a mim mesmo que haveria muitos outros que ficariam gratos por eu ser corajosamente vulnerável, e minhas palavras corajosas fariam alguns deles se sentirem menos sozinhos. E foi exatamente isso que aconteceu.

Iniciativas

1 **Compartilhe o que você está aprendendo com alguém novo.** A esta altura, espero que você tenha um ou dois amigos próximos em quem possa confiar. Eles sabem de sua jornada e talvez estejam ajudando você com algumas das iniciativas. Agora, entre em contato com alguém novo para compartilhar suas experiências. Talvez você possa trazê-las à tona casualmente e mencionar que está lendo este livro. Você não precisa contar sua história de vida. Aliás, não conte: apenas se abra um pouco sobre sua ansiedade. Isso vai ajudar a reduzir ainda mais a vergonha. Se você ainda não encontrou um ou dois companheiros próximos, essa técnica pode ajudá-lo a começar. Algumas pessoas acham que os grupos de apoio são lugares seguros para tentar sentir menos vergonha. Procure um grupo de apoio em sua área.

2 **Use mais afirmações começando com "eu" ao se comunicar.** Assuma seus pensamentos e suas sensações dizendo "eu" em vez de "você", especialmente quando se trata de expressar suas mágoas e decepções. Por exemplo, em vez de dizer: "Você me machucou", tente dizer: "Sinto-me magoado." Em vez de dizer: "Você me rejeitou", tente

dizer: "Sinto-me só." Isso lhe ajudará a assumir a responsabilidade por suas sensações. Você também pode trabalhar para aumentar seu "vocabulário de sensações" para comunicar melhor seus sentimentos. Por exemplo, em vez de dizer "triste", tente ser mais específico, usando palavras como "deprimido", "culpado", "entediado", "cansado", "envergonhado" ou "solitário". Incluí uma roda das sensações no fim deste capítulo para ajudar.

3 Peça a Deus para continuar a ajudar você com uma vulnerabilidade corajosa. O apóstolo Paulo escreveu estas palavras a seu jovem protegido, Timóteo: "Pois Deus não nos deu o espírito de covardia, mas de poder, de amor e de equilíbrio." (2 Timóteo 1:7). Ao longo da vida, aprendemos a ser medrosos e tímidos, mas Deus nos ajuda a desenvolver novas disciplinas espirituais para que possamos viver em seu poder e amor. Agradeça a Deus pelo progresso que você fez e continue a se apoiar em seu amor e seu poder.

Figura 1 – Roda das sensações

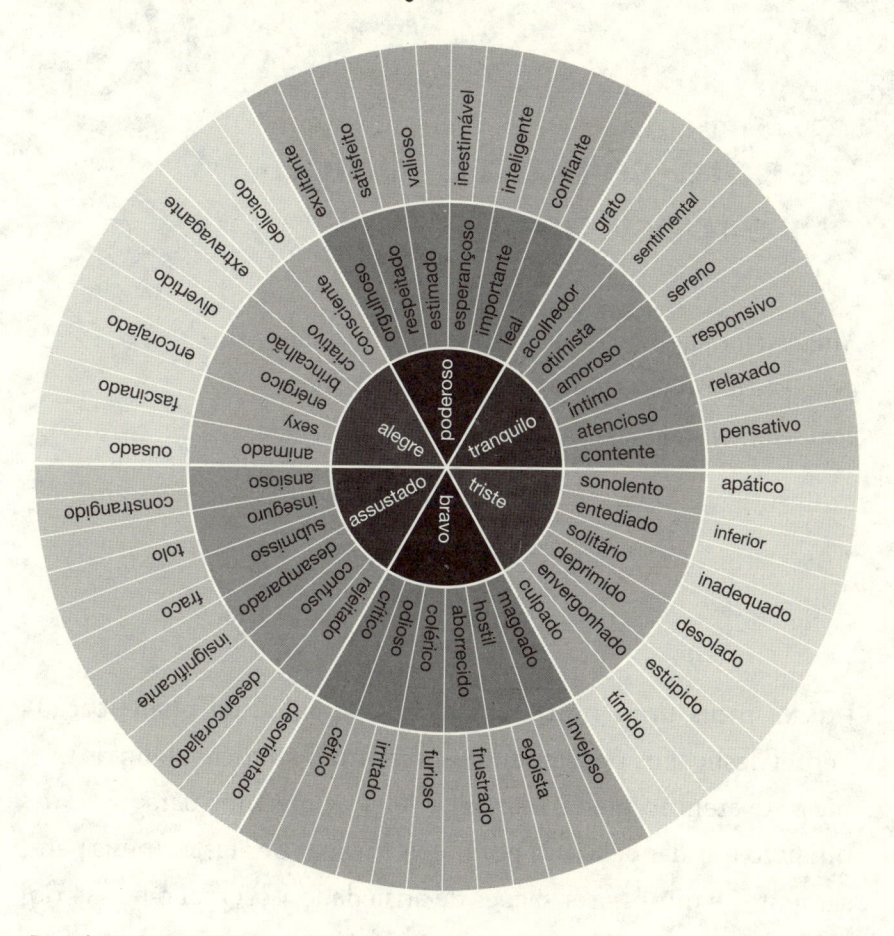

Reprodução de Gloria Wilcox, *Feelings: Converting Negatives to Positives* [Sentimentos: convertendo os negativos em positivos]. Augusta: Morris Publishing, 2001.

20

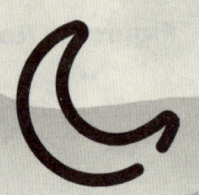

Prepare-se para a fadiga por exposição

Mudar a forma como você lida com sua ansiedade é exaustivo. Planeje cuidar de si após longas lutas com seus pensamentos e suas sensações indesejados.

Passei mais uma noite em claro por causa da preocupação. Tentei desligar os pensamentos, me distrair, praticar algumas técnicas de atenção plena, orar, ler e reler os mesmos parágrafos de um livro e andar pela casa por horas. Incapaz de afastar meus pensamentos e minhas sensações de ansiedade, observei o nascer do sol. Eu me sentia derrotado.

Contei isso ao meu conselheiro na minha consulta seguinte.

— Nada funcionou — eu disse. — Tentei me livrar da ansiedade e ela continuou. Fiz todas as coisas que sei. No dia seguinte, eu estava péssimo.

— O que você fez no dia seguinte? — meu conselheiro perguntou.

— Fui trabalhar, mas não fiz nada. Estava muito exausto. Eu me senti derrotado... de novo.

— Você poderia ter tirado um dia de folga?

— Acho que sim. Mas não estou doente. A culpa foi minha. Eu fiquei acordado a noite toda.

Ele fez uma pausa e disse gentilmente:

— Você tem ansiedade. É um tipo de doença, e talvez você possa levar isso em conta enquanto ainda está se curando.

Para alguns de nós, a ansiedade é como uma doença que piora à noite.

Alguém disse uma vez: "Luzes apagadas, ansiedade acesa." A quietude da noite age como um convite para pensar demais, e, quando nosso corpo está em alerta máximo, adormecer é a expectativa mais antinatural. É por isso que a insônia é um efeito colateral comum da ansiedade. Aqui estão algumas características peculiares das batalhas noturnas contra a ansiedade.

Solidão. A noite enseja mais solidão do que o dia. Isso pode ocorrer porque o ritmo circadiano do nosso corpo está nos dizendo que deveríamos estar dormindo. O silêncio pode ser ensurdecedor.

Quando ligamos a TV (ou o computador) ou ouvimos música, a noite ganha uma sonoridade própria.

Se vivemos com alguém, podemos ver e ouvir seu descanso tranquilo. Eles estão curtindo o sono junto com milhões de outras pessoas ao redor do mundo. Isso nos faz sentir mais sozinhos — e com inveja.

Raiva. A incapacidade de dormir desperta uma forma única de raiva de si mesmo. O sono é uma das várias respostas do corpo que você não consegue fazer acontecer. Ela tem de acontecer para você. É um ato da graça. Acredito que é por isso que a insônia facilmente nos irrita. Ela é um lembrete de que não estamos no controle. Quanto mais você tenta dormir, mais ela ataca. É um pouco como tentar deter nossa ansiedade. Quando finalmente dormimos (se é que dormimos), nossa última interação com nós mesmos terá sido a raiva.

Ansiedade antecipada. Quando estamos acordados a noite toda, não ficamos preocupados apenas em conseguir dormir. Também nos preocupamos com a maneira como nossa privação de sono nos afetará no dia seguinte. Temos responsabilidades. Sabemos que não estaremos descansados ou no estado de espírito certo. Isso gera mais ansiedade. Há um arquivo especial de mensagens de autocondenação em nossa mente que se abre automaticamente à noite. Quando temos insônia, dizemos as piores coisas para nós mesmos.

Aqui está a boa notícia: podemos nos preparar para as batalhas noturnas contra a ansiedade e os dias posteriores.

Suas "noitadas de ansiedade" são oportunidades de praticar a habituação. Em vez de tentar forçar-se a dormir, agir de acordo com compulsões ou ceder a comportamentos pouco saudáveis para se acalmar, use o tempo para aplicar as novas habilidades que está aprendendo.

Você provavelmente ficará esgotado mental, emocional e fisicamente, mas, à medida que continuar a aplicar suas novas habilidades e práticas, essas noitadas se tornarão menos frequentes. Quando elas acontecerem, prepare-se para o que virá a seguir: fadiga por exposição.

No passado, quando nos preocupávamos, agíamos de acordo com nossas compulsões ou fazíamos algo para nos entorpecer.

Agora, estamos expondo nosso cérebro e nosso corpo a algo novo — agora estamos tentando suportar nossos pensamentos e nossas sensações de ansiedade sem tentar lutar, fugir ou ficar paralisados pela inação. E isso pode ser desgastante.

Você já ficou exausto depois de um bom treino? Quando você se exercita, está levando seu corpo e sua mente para além da zona de conforto. No dia seguinte, você pode sentir cansaço e dor. Quando isso acontece, você não diz: "Puxa, eu não posso fazer isso de novo." Em vez disso, você se recupera cuidando de si e depois se exercita outra vez. Exposição e habituação são como malhar: continuamos fazendo exercícios simples e estratégicos, e isso pode ser cansativo no começo.

Mas e no dia seguinte?

Depois de uma noite inteira de ansiedade, você não estará em sua melhor forma. Você ficará de mau humor, inquieto e provavelmente sentirá culpa por sua incapacidade de simplesmente "se curar" de sua ansiedade. Tente encarar como se tivesse passado mal na noite anterior ou feito um treino pesado. O que você faz nesses dias?

Às vezes, você não pode mudar nada. O trabalho está atrasado, a entrevista está acontecendo, a venda precisa ser fechada. Você só precisa fazer o melhor que puder. Você pode ter de aceitar que será menos produtivo e menos acessível, e precisará modificar suas expectativas sobre si.

Você também pode permitir que as pessoas saibam o que você está sentindo. Quando isso acontece comigo, digo às pessoas mais próximas a mim: "Esta noite foi difícil por causa da ansiedade, então agradeço por serem gentis comigo." Para os menos próximos de mim, digo: "Hoje estou me sentindo um pouco indisposto. Nada contagioso, mas não estou em minha melhor forma. Obrigado pela compreensão."

Se for possível, você pode tirar um dia de folga. Isso pode significar ficar o dia inteiro sem fazer nada ou apenas mudar sua agenda, chegando mais tarde, saindo mais cedo ou adiando alguns compromissos para outro dia. Essa não é uma forma de evitar a ansiedade, mas uma forma de criar espaço para trabalhar a sua ansiedade. É apenas por um tempo. Por meio da habituação contínua e do cuidado de si mesmo, a ansiedade e a fadiga por exposição diminuirão.

Iniciativas

1 **Prepare-se para noitadas de ansiedade.** Não podemos programar nossa insônia, mas podemos aceitá-la como um efeito colateral normal da ansiedade. Em vez de ficarmos surpresos e frustrados quando ela acontece, podemos usá-la para avançar no caminho da liberdade. Que hábitos e práticas saudáveis você pode ter à mão para passar a noite? Essas atividades para "caso eu esteja acordado" podem incluir projetos domésticos, artesanato, assistir a filmes e escrever cartas.

2 **Seja tolerante consigo a respeito da fadiga por exposição.** Sua insônia motivada pela ansiedade não é um sinal de fracasso. É um sintoma de um problema no qual você está trabalhando. Pegue leve no dia seguinte. Celebre quaisquer habilidades, novas disciplinas espirituais e práticas que você tenha tentado durante a noite. Ficar com raiva, desapontado ou intolerante apenas agrava sua ansiedade, então seja gentil ao falar consigo e lembre-se de que você está trabalhando em um plano para melhorar. Você precisará de algum tempo, mas está progredindo.

21

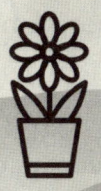

Escolha a alegria

A ansiedade cresce quando você a alimenta. Você pode escolher positivamente se concentrar no que lhe traz alegria e limitar o tempo em que foca o que desencadeia sua ansiedade.

Minha filha estava mexendo na geladeira e encontrou na parte de trás algo que havia estragado.

— Ecaaaa! — ela reclamou. — Que cheiro horrível! Cheire.
— Eu não quero cheirar isso — respondi. — Se estragou, jogue fora. Eu não preciso cheirar.

Por que as pessoas fazem isso? Elas cheiram algo terrível e querem que nós cheiremos também! No meu mundo, há muitas coisas que fedem; não preciso que ponham mais coisas fedorentas debaixo do meu nariz.

Acredito que o dramático aumento da ansiedade entre os jovens se deve em parte ao fato de eles serem bombardeados com informações, estatísticas, notícias, atualizações e alertas vindos do mundo inteiro sobre coisas com as quais se preocupar. Isso acaba sendo uma forma de "trauma compartilhado", pois somos expostos a mais sofrimento do que fomos projetados para suportar.

Vivemos em uma cultura que alimenta a ansiedade. Medo, preocupação e más notícias vendem e estamos sempre comprando. Mas nós temos uma escolha. Podemos retomar nossa vida, escolhendo o que chama a nossa atenção. Podemos escolher a alegria.

Aqui estão alguns conselhos poderosos sobre a ansiedade do apóstolo Paulo:

> Alegrem-se sempre no Senhor. Novamente direi: alegrem-se! Seja a amabilidade de vocês conhecida por todos. Perto está o Senhor. Não andem ansiosos por coisa alguma, mas em tudo, pela oração e súplicas, e, com ação de graças, apresentem seus pedidos a Deus. E a paz de Deus, que excede todo o entendimento, guardará os seus corações e as suas mentes em Cristo Jesus (Filipenses 4:4-7).

Meu primeiro pensamento depois de ler isso foi: "Falar é fácil! Você não tem ideia do que estou passando." Mas, quanto mais eu aprendo sobre Paulo, mais percebo que talvez ele estivesse no caminho certo! Ele seguiu Jesus em algumas das situações mais estressantes, temerosas e causadoras de ansiedade que podemos imaginar.

Paulo estava na prisão quando escreveu essas palavras. Ele havia sido preso por fundar igrejas em regiões onde falar sobre Jesus era ilegal. Ele foi espancado e ameaçado, sofreu com pobreza e doenças físicas, e estava em um navio que naufragou. Ele sabia o que era ansiedade. A partir dessas dificuldades, ele oferece alguns conselhos espirituais desafiadores. Ele começa dizendo: "Alegrem-se", e depois nos sugere algumas maneiras de fazer isso.

Primeiro, nos lembra de sermos atenciosos com os outros. Quando estamos ansiosos, geralmente descontamos esse estresse em outras pessoas. Uma maneira de experimentar alegria é aprender a impactar positivamente os demais. Podemos fazer isso escrevendo bilhetes de agradecimento. Quando me sinto ansioso, penso nas pessoas que realmente me ajudaram ao longo dos anos e digo a elas como sou grato. Um pequeno ato de gratidão pode matar a ansiedade e abrir espaço para a alegria.

Em segundo lugar, ele recomenda a oração. Simplesmente diga a Deus o que você precisa. Às vezes, fazemos da oração outra maneira de refletir sobre nossas preocupações. Pedidos simples e breves podem nos ajudar a pôr foco em como Deus nos ama, nos conhece e quer nos ajudar. Imaginar a ajuda de Deus — em qualquer forma que ela possa chegar — pode aumentar nossa alegria. Mas lembre-se: orar é mais do que apenas pedir ajuda a Deus. É se lembrar de suas promessas e agradecer pelas muitas coisas que já recebemos dele. A oração é um convite para realinhar nossos pensamentos e sentimentos, afastando-os do que nos deixa ansiosos e trazendo-os de volta ao plano, ao propósito e às promessas de Deus.

Em terceiro lugar, ele diz que podemos experimentar a paz de Deus de uma maneira que talvez não entendamos. Acho que algumas vezes experimentei esse tipo de paz que ele está descrevendo. Eu me peguei dizendo: "Eu normalmente estaria muito preocupado agora, mas não estou!" Esses momentos são doces. Eu gostaria de experimentá-los com mais frequência. Mas o que fazemos quando ainda não conseguimos encontrar a paz?

Acho que a resposta a essa pergunta é encontrada no que Paulo escreve a seguir: "Finalmente, irmãos, tudo o que for verdadeiro, tudo o que for nobre, tudo o que for correto, tudo o que for puro, tudo o que for amável, tudo o que for de boa fama, se houver algo de excelente ou digno de louvor, pensem nessas coisas" (Filipenses 4:8).

Ele está dizendo para manter seu foco no que Deus fez, está fazendo e fará. Quanto mais fizermos isso, menos tempo e energia teremos para focar nossos medos. Você pode estar se perguntando: "Isso não equivale a enfiar a cabeça no chão e ignorar os problemas?" Não. Focar o bem não é ignorar o mal — é colocar o mal no seu devido lugar.

Ele termina com esta bela declaração: "Tudo o que vocês aprenderam, receberam, ouviram e viram em mim, ponham-no em prática. E o Deus da paz estará com vocês" (Filipenses 4:9). Ele está dizendo: "Comece a praticar isso e você verá uma mudança espiritual em sua vida."

O que você reforça, cresce. Essa é a chave para criar bem os filhos. Por exemplo, se você focar sua atenção nos maus comportamentos de seu filho, ele perceberá isso como "atenção paterna" e continuará com o mau comportamento para receber mais atenção. Se você recompensar e reforçar o bom comportamento, seu filho vai querer fazer o bem. O comportamento mau míngua se não receber atenção.

O mesmo acontece com a ansiedade. Nossos pensamentos e nossas sensações de ansiedade ficam mais fortes com a atenção que lhes damos. Não devemos ignorar ou evitar o que nos traz ansiedade, mas nossa atenção máxima deve ser dada ao que nos alegra e ao que alegra a Deus!

Eu estava lendo um livro de um sacerdote católico do século XVI chamado Francisco de Sales. O religioso descreve as terríveis condições de vida das cidades próximas a ele. Populações congestionadas e falta de saneamento faziam com que uma caminhada pelas cidades fosse uma experiência fedorenta — literalmente. O cheiro era horrível. Incapazes de mudar a densidade populacional e o gerenciamento de resíduos, as pessoas criaram sua própria maneira de lidar com o cheiro. Elas juntavam uma pequena coleção de flores deliciosamente perfumadas e as mantinham sob o nariz durante o dia. Com isso, gozavam de um cheiro agradável enquanto tratavam de seus assuntos.

Francisco de Sales sugere que todos devemos carregar um "ramalhete espiritual" diário — uma coleção de pensamentos positivos, citações espirituais ou promessas de Deus que podem nos ajudar a superar o fedor e o cheiro deste mundo. Um ramalhete espiritual pode nos ajudar a manter o foco no positivo enquanto lutamos contra a injustiça, a opressão e o egoísmo ao nosso redor, bem como a ansiedade dentro de nós.

Iniciativas

1. **Leve algo positivo para o seu dia.** Crie uma forma de começar o seu dia com alegria. Pode ser com um momento tranquilo de reflexão, oração e gratidão. Pode ser o ato de recordar alguma coisa boa do dia ou da semana anterior. Não torne isso algo longo ou complicado. O objetivo é começar o dia com uma reflexão alegre para levar consigo. Considere fazer algo semelhante antes de dormir para terminar a jornada diária com alegria, refletindo sobre o bem que você encontrou durante o dia.

2. **Volte-se para o positivo.** Identifique as coisas que fazem você "encarar o fedor". É fofoca, crítica, boatos, falta de hospitalidade, manchetes apelativas ou o dramalhão alheio? Quando você estiver diante dessas coisas, resista a deixá-las

despertar sua ansiedade. Em vez disso, encontre maneiras positivas de reagir ou saia da situação e encontre algo mais agradável que mereça sua atenção. Você pode precisar que as pessoas mais próximas saibam que você está passando por isso.

3 Procure oportunidades para rir. Alegria e felicidade não são a mesma coisa, mas ambas compartilham algo: o riso. Rir faz bem para o corpo e para a alma. Diminui os hormônios do estresse, estimula o sistema imunológico, libera endorfinas, queima calorias e aumenta o fluxo sanguíneo. Também alivia de nossa alma a carga pesada. Você está fazendo um trabalho muito importante com a sua ansiedade. Você merece rir. Encontre coisas que façam você rir!

22

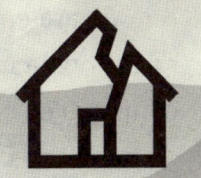

Examine suas crenças primordiais e distorções

Sua ansiedade é diretamente moldada por erros muito comuns de pensamento. Mudar seus hábitos de pensamento pode exercer um impacto positivo sobre o resto de sua vida.

A casa em que cresci estava sempre se reassentando. Ela foi construída sobre um terreno duro de adobe e, se o solo não fosse regado regular e adequadamente, racharia e a casa acompanharia. O fato de morarmos na Califórnia, onde também havia terremotos, não ajudava. Às vezes, quando estava entediado, deitava de costas na sala e contava as rachaduras no teto.

Dava para saber se a casa havia se reassentado porque a porta da frente emperrava. Precisávamos puxar a maçaneta da porta para cima ou para baixo para trancá-la. Às vezes, tínhamos de fazer um furo maior (mais acima ou abaixo) para que o trinco entrasse.

Nossa casa estava literalmente cheia de rachaduras e sempre se movendo, mas me acostumei. Com o tempo, nem notava mais. Por fim, pedimos a um engenheiro estrutural que examinasse a casa, verificasse a fundação e nos desse conselhos sobre como evitar danos futuros.

A casa em que cresci é uma boa metáfora para o que se passa em nossa mente. Desde muito cedo, começamos a formar um conjunto de crenças ou valores primordiais que se tornam a base de nossa vida. Algumas de nossas crenças primordiais nos foram explicitamente ensinadas por pais, cuidadores, colegas e figuras de autoridade. Aprendemos outras crenças fundamentais por causa e efeito: observando os exemplos de outras pessoas ou apenas descobrindo o que precisávamos fazer para sobreviver.

Essas crenças centrais respondem a perguntas como: quem sou eu? Como o mundo funciona? Em quem posso confiar? Qual é o meu propósito na vida? As respostas a essas perguntas moldam nossos pensamentos e ações poderosamente. E, como a fundação de uma casa, as respostas a essas perguntas, em sua maioria, não são facilmente visíveis. Elas residem profundamente dentro de nós, e geralmente só nos damos conta delas em tempos de mudança, estresse e perda.

A ansiedade pode nos tornar mais conscientes de nossas crenças primordiais. Assim como pode nos ajudar a ver que algumas dessas crenças, como a fundação de uma casa, não são mais capazes de sustentar o peso de nossa vida e das circunstâncias. Podemos ter crenças primordiais falsas sobre como nos vemos, como vemos os outros, o mundo ou Deus. Também podemos ter modos de pensar muito comuns que nos levam a conclusões doentias. São as chamadas *distorções cognitivas*.

As distorções cognitivas são formas tendenciosas de pensar que reforçam falsas crenças sobre você e o mundo ao seu redor. Elas se desenvolveram quando você era jovem, mudaram com o tempo e, como sua personalidade, são basicamente parte de uma "estratégia de sobrevivência" maior que você aprimorou para dar sentido à sua vida. Mas, no presente, elas fazem mais mal do que bem.

Todos nós temos distorções cognitivas. Aqui estão alguns exemplos.

Pensamento em preto e branco. Essa é uma maneira de ver as coisas na base do "tudo ou nada". Você agrupa as coisas em categorias binárias — ótimo ou horrível, certo ou errado, inocente ou culpado. Você também exagera as características das coisas para que elas se encaixem nessas categorias. No lugar de pensar em categorias simples, você pode começar a enxergar as coisas em uma escala contínua.

Senso de responsabilidade inflado. Você acredita que tem mais controle do que tem. Você assume a responsabilidade pelos pensamentos, pelas sensações e pelas ações de outras pessoas. Quando algo dá errado, você diz: "Foi tudo culpa minha"; ou: "Eu deveria ter feito algo para evitar isso." Em vez de assumir as responsabilidades de outras pessoas, você pode capacitá-las a assumir as responsabilidades por si mesmas.

Insultar-se e rotular-se. Você diz coisas sobre si que não são verdadeiras; é uma pessoa excessivamente crítica consigo e atribui motivos falsos aos seus pensamentos e às suas sensações. Você se considera alguém "burro", "feio" ou "preguiçoso". Você pode até se convencer de que se insultar ajuda. Em vez de se condenar, você pode descobrir maneiras de ver e de celebrar seus pontos fortes.

Leitura de pensamento. Você assume que sabe o que as pessoas estão pensando ou sentindo. Você confunde seus sentimentos e suas sensações com as delas. Você atribui às pessoas motivos que não são muito precisos. Você também pode acreditar que, se as pessoas se importassem mais com você, elas conheceriam seus pensamentos e suas sensações. Em vez de ler mentes, você pode aprender a fazer perguntas e compartilhar com as outras pessoas o que está acontecendo em sua vida.

Descartar o positivo. Você tem um filtro mental que enfatiza mais os aspectos negativos do que os positivos. Isso vem de seu centro de ameaças hiperativo querendo estar pronto para qualquer problema. Isso também pode ser um hábito que você criou porque se sentia uma pessoa insegura e despreparada para os desafios da vida. Em vez de sempre ver o negativo, você pode alimentar objetivamente a esperança, a fé e o amor.

Raciocínio emocional. Você confunde sensações e sentimentos com fatos. Acredita que, se você sente, deve ser verdade. Aprendeu a pensar com suas emoções, em vez de sentir com elas. No lugar de acreditar no que sente, você pode aprender a viver com a tensão de ouvir suas emoções enquanto julga a realidade com base em evidências racionais.

Catastrofismo. Você tira conclusões precipitadas, imagina os piores cenários e acredita que um evento negativo representa um padrão de derrota ainda maior. Você prevê e se prepara demais para coisas ruins que provavelmente nunca acontecerão. Em vez de se concentrar no que pode acontecer, comece a se concentrar nas coisas boas que estão acontecendo, as quais podem preparar você para o futuro.

Aqui está uma história de como experimentei todas essas distorções cognitivas em um momento. Quando eu tinha cerca de dois anos como pastor principal em nossa igreja, entramos numa temporada de gestão de mudanças. Nossa igreja tem mais de cem anos. Nunca mudamos nossa mensagem, mas estamos sempre mudando nossos métodos. Sabendo que a mudança é difícil para as pessoas, lembro-me de dizer a mim mesmo: "Isso não tem como não ser horrível (pensamento em preto e branco). Vou machucar as pessoas (senso de responsabilidade inflado) porque sou incompetente (insultar-se/rotular-se). As pessoas vão odiar (leitura de pensamento). Está tudo uma droga (descartar o positivo), eu posso sentir (raciocínio emocional)."

No fim, foi uma temporada desafiadora em nossa igreja, mas muitas coisas maravilhosas, surpreendentes e vivificantes vieram dela. Houve perdas e conversas difíceis, mas, com todas as mudanças, surgiram grandes oportunidades para novos começos, relacionamentos e crescimento. O mesmo é verdade quando fazemos mudanças em como pensamos sobre nós mesmos, os outros, o mundo e Deus.

Iniciativas

1 Faça uma lista de suas crenças primordiais. Faça a si mesmo estas perguntas: "Quais são minhas crenças primordiais sobre mim mesmo, as pessoas, o mundo e Deus? Onde obtive essas crenças? A fonte dessas crenças é confiável? Como essas crenças mudaram ao longo do tempo? Essas crenças mudaram para melhor ou minhas crenças se tornaram mais negativas, cínicas ou tendenciosas por causa da minha ansiedade? Como posso encontrar mais clareza e esperança em minhas crenças?"

2 Identifique suas distorções cognitivas. Qual das distorções cognitivas vistas neste capítulo ressoa mais em você?

Pense em alguns exemplos de como essas distorções ocorrem em sua vida. Como você pode identificar mais rapidamente suas distorções cognitivas ao falar, escrever e orar? Quem, se você partilhar essa percepção, pode ajudar a mudar suas distorções cognitivas?

3 Explore os ensinamentos de Jesus como base para suas crenças primordiais. Em uma famosa coleção de ensinamentos de Jesus conhecida como o Sermão da Montanha (Mateus 5-7), ele fala sobre a vida, os hábitos espirituais, as posses, os relacionamentos, a generosidade, a crítica, o discernimento e a preocupação. No fim, compara esses ensinamentos a uma casa construída sobre um alicerce seguro. Leia Mateus 5-7. Considere como o que Jesus ensina pode confirmar algumas de suas crenças primordiais e desafiar algumas de suas distorções cognitivas.

23

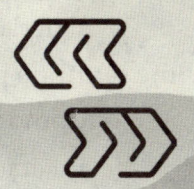

Dissocie seus pensamentos das ações

Só porque você pensou ou sentiu algo, não significa que você o fez ou fará. Resista à culpa e à vergonha desnecessárias dissociando seus pensamentos das ações.

Eu estava conversando com um amigo sobre um sonho que tive na noite anterior.

— Era na década de 1920 — disse —, e eu era um ladrão de banco, que estava vestindo um terno risca de giz. O banco era chique, com pé-direito alto. Eu gritei para as pessoas ficarem no chão e minha voz ecoou por todo o lugar. Éramos três. Roubamos o local e tiramos o dinheiro em sacolas. Quando saí correndo do banco, um segurança atirou em mim. Eu tinha uma metralhadora Tommy. Então comecei a atirar de volta. Com as balas ainda chegando no cara, de alguma forma eu sabia que ele tinha três filhas e elas nunca mais veriam o pai. Então eu acordei.

— Caramba! — disse ele. — Queria que meus sonhos fossem assim!

— Queria? — perguntei, surpreso. — Acordei todo trêmulo e me sentindo péssimo.

— Como assim, péssimo?

— Eu era um criminoso e matei gente.

— Sim, mas foi apenas um sonho. Na realidade, você não fez nada disso.

— Eu sei — disse —, mas me senti como se tivesse feito.

Não tenho nenhum desejo de roubar um banco ou de atirar em alguém a caminho do carro de fuga. Não escolhi sonhar em ser um criminoso violento. No entanto, esses pensamentos indesejados durante o sono ainda criaram sensações de culpa e responsabilidade. Eu me senti como se tivesse realmente cometido o ato.

Essa é uma ilustração de uma experiência comum entre pessoas com transtorno obsessivo-compulsivo. Chama-se *fusão pensamento-ação*.

A fusão pensamento-ação ocorre quando acreditamos que simplesmente ter um pensamento equivale a realizar a ação. Por exemplo, você já teve um pensamento aleatório de alguém morrendo e depois se sentiu culpado por ter tido esse pensamento? Essa é a fusão pensamento-ação. É também quando acreditamos que pensar em algo torna mais provável que isso aconteça. Você já teve um pensamento aleatório e indesejado de que o avião caía, e depois sentiu medo de entrar no avião?

A fusão pensamento-ação é como a ideia de *agourar* algo ao mencioná-lo. Está enraizada na falsa crença de que nossos pensamentos são mais importantes do que são. Podemos acreditar que nossos pensamentos são perigosos por si mesmos ou que representam nosso verdadeiro eu e podem levar a ações perigosas. Esse erro cognitivo pode alimentar nossa ansiedade.

O fato de nossa cultura alimentar esse erro cognitivo não ajuda. Psicólogos *pop*, gurus motivacionais e místicos urbanos ensinam que todos os nossos pensamentos e todas as nossas sensações surgem e representam nosso verdadeiro eu, e contêm uma visão potencial de vidas passadas, pepitas de sabedoria evolutiva ou premonições da alma a serem honradas. Chegam a nos ensinar que podemos criar nossa própria realidade, trazendo as coisas à existência por meio da crença nelas.

O ensino religioso pode complicar isso tudo para nós. O cristianismo oferece uma imagem complexa da condição humana, incluindo a ideia de que todos nós possuímos um impulso maligno, uma natureza pecaminosa ou uma parte "carnal" de nós mesmos que nos leva a resistir ao plano amoroso de Deus para nossa vida. Mas algumas pessoas enfatizam tanto isso que abafam a verdade vivificante de que todos nós fomos feitos à imagem de Deus, e que ele quer trabalhar em nós e através de nós para o bem. Nossa ansiedade pode nos levar a acreditar que somos pecadores indignos de amor e sem esperança diante de um Deus santo.

Todos nós temos pensamentos e sensações aleatórios e indesejados. Sem que possamos escolher, todos os tipos de coisas incomuns, tabus e até mesmo ideias perturbadoras podem surgir em nossa mente. Quando isso acontece, a fusão pensamento-ação pode nos fazer ouvir estas mensagens internas:

- Como você pode pensar isso?
- Ninguém tem sentimentos desse tipo!
- Só alguém como você poderia imaginar uma coisa tão terrível!
- Que vergonha ser capaz de pensar isso!

Nossos pensamentos podem ser maus ou malignos? Sim. Jesus advertiu que devemos ter cuidado para não ceder aos nossos maus pensamentos ou sentimentos (Mateus 5:22,28). Mas aqueles de nós com ansiedade às vezes confundem ter um pensamento ou sentimento indesejado com uma ação pecaminosa. Quando confundimos um pensamento ou sentimento com uma ação, sentimos culpa ou vergonha equivocadas, nossa ansiedade aumenta e podemos precisar nos acalmar. Podemos sentir o súbito desejo de praticar um ritual para nos acalmar. O problema é que não fizemos nada de errado. Acabamos de ter um pensamento ou sentimento indesejado.

Só porque você pensa ou sente isso não significa que você vai fazer.

Pelo menos quatro vezes na minha vida, pensei em me matar. Não vou dar detalhes específicos sobre esses momentos, mas foram bastante intensos. Eu nunca realmente tentei acabar com minha vida. Eu não queria fazer isso. Na verdade, mesmo a ideia de fazer isso me incomodava. Fiquei meio obcecado com meu medo desses pensamentos. Isso às vezes é chamado de *TOC suicida*.

A principal diferença entre pensamentos invasivos de suicídio e ideação suicida verdadeira é a intenção. Ao contrário de alguém com ideia suicida verdadeira, aqueles entre nós que têm pensamentos invasivos não querem se suicidar e ficam obcecados em garantir que não vão. Tememos que pensar sobre suicídio nos levará ao suicídio.

Deixe-me parar aqui e dizer: se você tiver pensamentos de automutilação ou suicídio, não tente entendê-los sozinho. Entre em contato com um profissional ou ligue para um Centro de Valorização da Vida para falar com alguém. Uma coisa que os pensamentos invasivos de suicídio e a ideia suicida verdadeira têm em comum é que em ambos os casos precisamos da ajuda de outras pessoas.

A boa notícia é que a fusão pensamento-ação pode ser tratada por algo chamado *dissociação*. Dissociação é o ato mental de separar nossos pensamentos e nossas sensações indesejadas das mensagens prejudiciais que os acompanham. Envolve testar ativamente a ligação entre seus pensamentos e ações para obter evidências que desafiam suas sensações. Por exemplo, se você tem medo de que algo ruim aconteça se sair de casa, saia. Isso produzirá ansiedade, mas ajudará você a dissociar seus medos sobre o que poderia acontecer. Claro, isso não fornece certeza absoluta de que coisas ruins não acontecerão. Você deve aprender a tolerar a incerteza que permanece.

Iniciativas

1. **Pratique a dissociação.** Identifique um pensamento ou sentimento invasivo que você teme que possa levar a algo ruim. Passe algum tempo imaginando esse acontecimento. Depois de fazer isso, dedique-se a uma atividade ou ação positiva de sua escolha — dê um passeio, escreva um bilhete encorajador para alguém ou ouça alguma música de que goste. Permita-se perceber que seu pensamento não era perigoso e não causou danos.

2. **Converse com alguém em quem você confia sobre um medo não verbalizado.** O medo cresce na escuridão. Traga-o para a luz. Compartilhe um pensamento ou sentimento intrusivo com alguém em quem você confia. Explique por que você tem medo de que isso leve a algo perigoso. Muitas vezes, explicar algo em voz alta para alguém nos ajuda a perceber as falhas em nossa lógica. Isso pode nos ajudar a duvidar das mensagens associadas aos nossos medos.

24

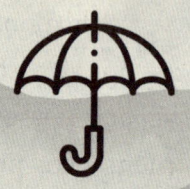

Procure o guarda-chuva

Muitas coisas ajudaram você a se sentir protegido ou protegida das tempestades da vida. A perda de qualquer uma delas pode deter a chave para sua luta contra a ansiedade.

Tenho um amigo que costumava levar um guarda-chuva para todo lado. Quando não estava em sua mão, estava em seu carro ou escritório. Ele disse que era uma precaução, caso chovesse, mas morávamos em uma área do sul da Califórnia onde raramente chove.

Sempre achei que ele estava se precavendo excessivamente — até que choveu. Então ele disse: "Viu? Eu sabia que precisaria dele." O legal é que ele sempre tinha um guarda-chuva e estava preparado para a chuva. O que não era tão legal era a obsessão dele por levar um guarda-chuva o tempo todo.

Por que ele simplesmente não verificava o tempo e usava um guarda-chuva quando precisasse? Não acredito que o guarda-chuva fosse para protegê-lo da chuva. Era para protegê-lo de sua ansiedade sobre o desconhecido. O guarda-chuva era um poderoso lembrete de que ele estava seguro e de que, caso houvesse algo ruim, ele ficaria bem.

Todos nós temos nossos guarda-chuvas.

Há alguns tipos diferentes de guarda-chuvas que nos dão uma sensação de segurança.

Nossas crenças primordiais. A maior parte de nós opera a partir de um conjunto de crenças primordiais não verbalizadas. Podem ser crenças sobre como o mundo funciona, por exemplo: "Se eu for uma boa pessoa, coisas ruins não acontecerão comigo"; ou: "Deus não me dará mais do que posso suportar." Elas podem ser crenças sobre relacionamentos, como: "Eu nunca vou me divorciar"; ou: "Eu vou encontrar a alma gêmea perfeita um dia." Essas crenças podem ser sobre outras coisas também, como: "Estou garantido neste emprego até me aposentar"; ou: "Se eu me cuidar, não vou ficar doente." Nossas crenças primordiais nos dão uma sensação de segurança contra as coisas assustadoras do mundo.

Nossos principais relacionamentos. Alguns relacionamentos importantes são a família em que crescemos, as amizades, os relacionamentos amorosos e mentores ou companheiros espirituais. Todas essas relações, funcionais e disfuncionais, nos ajudam simbolicamente a navegar pelo desconhecido. Sem nunca verbalizar seu apoio, muitas vezes elas nos recordam que, embora tudo ao nosso redor possa mudar, somos amados, conhecidos e aceitos. Podemos até nem saber como elas são importantes para nossa sensação de segurança até que desapareçam.

Nossa conexão com Deus. Todos nós temos crenças sobre o papel que Deus desempenha em nossas vidas. Temos crenças sobre a presença de Deus, o quanto Deus determina que aconteça e onde entra o nosso livre-arbítrio. Também temos crenças sobre o amor e a proteção que Deus nos dá. Temos crenças fortes, muitas vezes não verbalizadas, sobre como Deus nos trata quando cometemos erros ou pecamos. Alguns de nós mantêm um equilíbrio saudável entre a justiça e o amor de Deus, enquanto outros se inclinam mais para um lado que para o outro. Também temos crenças sobre quanto podemos confiar em outros seguidores de Jesus em nossa vida.

O que acontece quando você perde seu guarda-chuva?

Eu tinha 11 anos quando meu pai morreu. Ele lutou por dois anos com a leucemia, que, na época, me apresentaram como um "câncer de sangue". Eu o vi ficar cada vez mais magro, passar por uma quimioterapia de corpo inteiro e um transplante de medula óssea, e depois pegar uma pneumonia dupla. A última vez que o vi, ele estava em um respirador. Ele usou um quadro com letras para soletrar as palavras "ESTOU ORGULHOSO DE VOCÊ".

Meu pai era um homem forte e silencioso. Ele era tanto técnico quanto artístico. Tinha um raciocínio rápido. Eu podia estar na escola, na liga infantil, nos escoteiros ou na garagem com ele enquanto ele fazia coisas de madeira; o mundo fazia um pouco mais de sentido com meu pai nele. Eu sempre senti que poderia contar com ele.

Meu pai morreu quando eu estava entrando na puberdade — exatamente quando comecei a precisar dele de uma nova maneira. Sua morte mudou nossa família para sempre. Lembro-me das discussões e da distância emocional, e de como todos começamos a encontrar nossos novos papéis na família. O meu era o de pacificador e consolador. Além disso tudo, eram os anos 1980. Meu irmão mais velho e eu éramos clássicos indivíduos da Geração X (antes mesmo de essa geração ter um nome). Mamãe ia trabalhar e nós ficávamos *trancados*, sozinhos das três às seis da tarde, assistindo TV e jogando *videogame*.

Minha mãe foi incrível. Ela me ensinou a viver o luto. Mas meu pai era um guarda-chuva. Sem ele (e com a terrível natureza de sua doença e sua morte), o mundo parecia menos seguro e menos previsível. Não consegui articular isso na época, mas me senti vulnerável e não sabia o que fazer com aqueles sentimentos de vulnerabilidade.

Você perdeu um guarda-chuva?

A morte de um ente querido, um evento traumático, problemas de saúde, perda de um filho, divórcio, perda financeira, abuso ou uma sensação de desconexão de Deus podem ser o ponto de partida para lutas contra a ansiedade. Pode ser algo grande ou algo pequeno, mas que para você é grande. Talvez algo tenha criado uma sensação de vulnerabilidade em você.

Nem toda ansiedade nasce de um trauma ou de um luto não chorado. Na verdade, aqueles de nós com ansiedade podem facilmente ficar superfixados nas origens de nossa ansiedade, mesmo que isso possa não ser realmente importante. O importante é que a ansiedade pode ser alimentada por nossos sentimentos de vulnerabilidade e perda de controle. Às vezes, esses sentimentos tiveram origem em um ponto específico do nosso passado.

Todos nós temos guarda-chuvas. Eles podem ser nossas crenças, nossos relacionamentos ou as maneiras como entendemos o desconhecido. A perda de qualquer um deles pode deter a chave para nossas lutas contra a ansiedade. Explorar nossos lutos não chorados, traumas e períodos difíceis do passado pode nos ajudar a enfrentar nossas vulnerabilidades de uma nova maneira e nos dar forças para enfrentar nossos pensamentos e nossas sensações de ansiedade.

Iniciativas

1 Crie um mapa da vida. Desenhe uma linha que represente sua vida desde o nascimento até os dias atuais. Em seguida, divida essa linha em diferentes segmentos de sua vida. Esses segmentos podem ser anos, períodos escolares ou eventos significativos. Registre os pontos altos acima da linha e os pontos baixos abaixo da linha nos momentos de sua vida em que ocorreram. Classifique-os em intensidade, colocando-os mais ou menos acima ou abaixo de sua linha. Escreva quais foram os acontecimentos e que efeito tiveram sobre seus pensamentos e suas sensações. Conecte todos os pontos com outra linha. Incluí meu mapa de vida ao fim deste capítulo como amostra.

2 Identifique seus pontos altos e baixos que precisam de mais atenção. Em seu mapa de vida, quais pontos altos você não celebrou de verdade? Como você poderia se lembrar, desfrutar e memorizá-los mais? Quais pontos baixos você ignorou, minimizou ou não chorou totalmente? Às vezes, estamos nos movendo tão rapidamente que não lamentamos totalmente as perdas e os traumas em nossa vida. Para mim, dois dos eventos abaixo da linha tornaram-se o foco de alguns momentos importantes de aconselhamento e oração. Além disso, quais foram as pessoas que mais ajudaram você durante esses pontos altos e baixos? Incluí seus nomes em meu mapa da vida. Depois que terminei, escrevi bilhetes para agradecer-lhes pelo papel que desempenharam naqueles tempos.

3 Faça parceria com um profissional. Se você ainda não está se consultando com um terapeuta para obter ajuda, eu recomendo fortemente. Isso não é sinal de fraqueza, mas de força! É preciso coragem para dizer: "Preciso de ajuda." Um terapeuta qualificado para ajudar com a ansiedade fará uma combinação de terapia cognitivo-comportamental (TCC) e prevenção de exposição e resposta (ERP). Existem também outras maneiras pelas quais eles podem ajudar, como dessensibilização e reprocessamento dos movimentos oculares (EMDR) e medicamentos, se necessário.

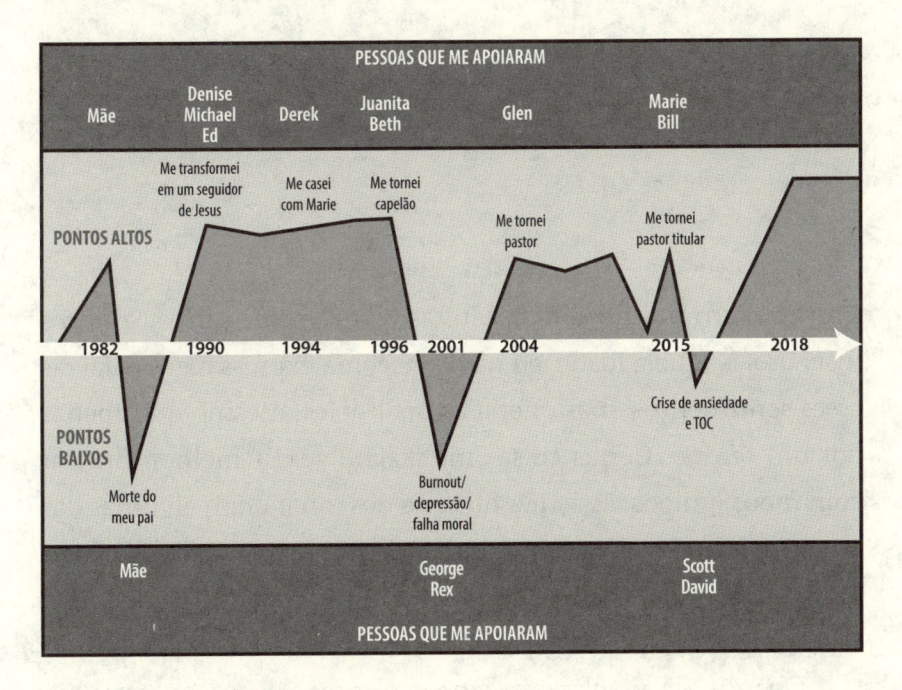

Figura 2 – Mapa da vida

				PESSOAS QUE ME APOIARAM			
Mãe	Denise Michael Ed	Derek	Juanita Beth		Glen	Marie Bill	

PONTOS ALTOS: Me transformei em um seguidor de Jesus (1990); Me casei com Marie (1994); Me tornei capelão (1996); Me tornei pastor (2004); Me tornei pastor titular (2015)

Linha do tempo: 1982 — 1990 — 1994 — 1996 — 2001 — 2004 — 2015 — 2018

PONTOS BAIXOS: Morte do meu pai (1982); Burnout/depressão/falha moral (2001); Crise de ansiedade e TOC (2015)

PESSOAS QUE ME APOIARAM: Mãe; George, Rex; Scott, David

25

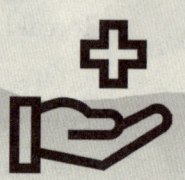

Reduza a automedicação

Você desenvolveu maneiras de acalmar sua ansiedade.
Ao aprender novas habilidades para lidar com ela,
pode reduzir as formas prejudiciais de automedicação.

Crescer sem pai foi difícil. Muitas vezes, eu me senti sozinho e inseguro. Naquela idade, eu não conseguia expressar em palavras esses sentimentos, mas queria escapar deles, mesmo que apenas por um tempo. Certas coisas me faziam sentir melhor. Brincar com meus amigos, assistir a filmes e desenhar eram algumas das atividades saudáveis que me ajudaram a me sentir mais feliz. Mas, quando eu tinha 12 anos, descobri a pornografia na garagem de meu amigo.

Quando vi aquelas imagens explícitas, algo aconteceu em mim. As imagens alimentaram algumas substâncias químicas poderosas em meu cérebro de uma forma que eu não esperava. Por um momento, meus pensamentos de ansiedade se acalmavam e minhas sensações indesejadas eram aliviadas. Eu não sabia na época, mas, naquele dia, descobri um modo de automedicar minha ansiedade. Eu só não sabia que isso também a faria piorar.

Nós, que somos ansiosos, fazemos descobertas desse tipo. Geralmente sem intenção, encontramos atividades que nos proporcionam alívio temporário de nossa preocupação crônica, pensamentos invasivos e sensações indesejadas.

Entre as descobertas saudáveis estão alguns dos hábitos que estamos explorando: nomear nossa ansiedade pelo que ela é; aceitá-la, em vez de evitá-la; duvidar da veracidade de nossas sensações e de nossos sentimentos; desenvolver hábitos saudáveis; diálogo interno positivo; praticar a atenção plena; e consultar terapeutas profissionais.

Também descobrimos maneiras não saudáveis de lidar com nossa ansiedade — modos de desligar, suspender ou nos livrar dessas sensações ruins por algum tempo. Essas maneiras se tornam como um remédio que podemos tomar por conta própria, mas cujos efeitos colaterais só percebemos depois.

Estas são algumas maneiras comuns de se automedicar contra a ansiedade.

Distração. Você se entrega demais à televisão, a *videogames*, exercícios ou outras atividades normais, mas como uma forma de evasão. Eu adoro assistir a filmes. Embora não haja nada inerentemente errado com isso, acredito que meu amor por filmes surgiu da minha solidão enquanto crescia. Incapaz de compartilhar meus sentimentos profundos, mergulhei em filmes como uma forma de automedicação.

Relacionamentos. Você depende dos outros para mudar seu humor, tenta deixar os outros preocupados com suas preocupações, é excessivamente crítico ou impaciente, ou simplesmente evita se relacionar. Parte da minha automedicação por meio de relacionamentos envolve ser indireto e evasivo porque tenho medo de decepcionar as pessoas. Estou aprendendo a amar as pessoas sendo sincero com elas e comigo mesmo.

Controle. Você agenda demais o seu dia, cria padrões altamente previsíveis e, às vezes, tenta controlar outras pessoas. Mesmo suas crenças espirituais ou sua visão de mundo podem deixar pouco espaço para o mistério ou a ambiguidade. Às vezes, eu me automedico controlando meu mundo físico. Organizar minhas coisas é uma maneira de tentar controlar minhas sensações desorganizadas.

Comida. Você belisca, come compulsivamente ou em excesso. Você usa a comida para ajustar a química do seu corpo quando se sente só, inquieto e vulnerável. Durante uma temporada estressante da vida, eu estacionava do lado de fora de uma padaria local e comia uma pequena torta de creme de banana... sozinho... no carro... toda semana. Eu chamava isso de *autocuidado*, mas, na verdade, era uma autoindulgência doentia.

Sexo. Você se dá prazer compulsivamente, tem encontros casuais, se envolve com sexo arriscado ou consome pornografia. Como com a comida, você usa a excitação e o orgasmo para manipular a química do seu corpo a fim de fornecer alívio temporário do estresse e da ansiedade. É mais fácil se contentar com uma descarga de adrenalina e hormônios do que fazer o trabalho mais saudável de enfrentar nossa ansiedade.

Álcool. Você bebe regularmente e negligencia em que medida beber importa para você, ou sofre de dependência do álcool. O fato de o álcool ser um depressivo complica sua ansiedade. Eu mesmo nunca desenvolvi o gosto pelo álcool. Alguém uma vez me acusou de ser um "abstêmio puritano". Respondi: "Não sou contra o álcool. Tenho mais vícios — não preciso de outro."

Drogas. Você usa nicotina ou drogas ilícitas. Talvez você tenha continuado a tomar analgésicos prescritos para uma lesão anterior porque eles fazem você se sentir melhor emocionalmente. Isso é automedicação. Deixe-me esclarecer: não estou aconselhando você a interromper os medicamentos prescritos para ajudar na dor legítima de lesões ou problemas de saúde mental diagnosticados. É sensato seguir um plano profissional de bem-estar que inclua medicamentos. Mas é comum que as drogas sejam usadas indevidamente.

Acumulação. Você coleciona coisas de que não precisa, tem dificuldade em se livrar de suas posses ou tem problemas com gastos compulsivos. Comprar, colecionar ou não descartar posses pode ativar em seu cérebro centros de prazer associados à segurança, à proteção e ao pertencimento. Não é incomum encontrar uma ligação entre acumulação e lutos não chorados ou eventos traumáticos.

Comportamentos repetitivos focados no corpo (CRFCs). Você coça, cutuca a pele, puxa ou mastiga o cabelo ou rói as unhas sem pensar. Ao contrário de formas mais graves de automutilação, como se cortar, você não está tentando se machucar, mas, mesmo assim, acaba se ferindo. Já mencionei que morder a bochecha é uma atividade autoconfortante que estou tentando desaprender.

Excesso de autoexame. Você lê todos os livros sobre ansiedade, explora todos os *sites*, passa horas pensando sobre suas lutas contra a ansiedade ou recruta uma legião de ajudantes (terapeutas, pastores, amigos e mentores) para ajudar a examinar todos os aspectos de sua preocupação crônica, seus pensamentos invasivos e suas sensações indesejadas. Uma quantidade saudável de autoexame é algo bom para a alma, mas o excesso pode ser outra (e irônica!) forma de evitar a ansiedade.

Todos nós nos autoaliviamos e automedicamos. A maior parte do que usamos para nos automedicar não são coisas inerentemente más. Funcionam por um tempo, e é por isso que precisamos reconhecer seu perigo. A boa notícia é que não precisamos mais nos automedicar. Podemos identificar e começar a reduzir nossos hábitos de automedicação.

Iniciativas

1 **Faça uma lista de comportamentos automedicativos que você pode reduzir.** Relembre seus momentos mais recentes ou intensos de ansiedade. Em quais comportamentos você se envolveu para tentar evitar, extinguir ou entorpecer seus pensamentos e suas sensações? De que modo você poderia usar uma habilidade deste Guia? Tente isso da próxima vez que estiver sentindo ansiedade.

2 **Pense em algumas maneiras saudáveis de se acalmar.** Quais atividades saudáveis você pode fazer para reduzir o estresse e encontrar descanso? Comece a realizar essas atividades enquanto reduz seus comportamentos de automedicação. Você pode sentir estresse e ansiedade ao reduzir sua automedicação prejudicial. Isso é normal. Seja benevolente consigo mesmo e continue tomando decisões saudáveis.

3 **Busque ajuda com seus vícios, suas compulsões e seus problemas de bem-estar mental.** Existem muitas abordagens terapêuticas novas e úteis para momentos em que nos encontramos presos em nossas mágoas, nossos hábitos e nossos bloqueios. Se você tem uma luta subjacente que está alimentando sua ansiedade, seja corajosamente vulnerável e obtenha apoio, seja por meio de aconselhamento profissional, um programa de recuperação, um grupo de apoio ou ajuda médica.

26

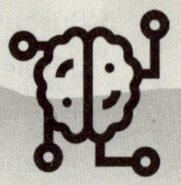

Crie novas vias

A ansiedade opera a partir de vias neurais antigas em seu cérebro. Você pode assumir o controle de seus pensamentos e de suas sensações criando novas vias para o funcionamento de seu cérebro.

Eu normalmente vou à loja para comprar minhas roupas. Há algo reconfortante para mim em ter todas as minhas opções de tamanho e estilo com um provador ao alcance. Mas recentemente decidi comprar algumas roupas online. Enquanto pesquisava na internet, encontrei um colete ótimo na foto. Eu decidi me aventurar fora da minha combinação-padrão de camisa e calça. Cliquei no botão de comprar e o colete chegou na semana seguinte. Missão cumprida... aparentemente.

    Nas semanas seguintes, fui bombardeado com anúncios de coletes de todas as empresas imagináveis e em todas as plataformas digitais disponíveis. E-mails, postagens de mídia social e anúncios inundaram minha caixa de entrada. Ao dizer "sim" para aquela compra, recebi mais do que jamais desejei. Levei um bom tempo para parar a enxurrada de anúncios e pedidos não solicitados.

A razão pela qual fui inundado com anúncios foi por causa de um complexo algoritmo de computador programado para rastrear as preferências e compras dos usuários de modo a aumentar as vendas de produtos. Quando você visualiza, pesquisa ou compra algo online, um programa toma nota disso e oferece sugestões de produtos semelhantes dos quais talvez você goste. De certa forma, o algoritmo está tentando ajudar a focar e esclarecer seus interesses. Ao mesmo tempo, ele estreita sua perspectiva do mundo, mostrando apenas o que você escolheu no passado.

Nosso cérebro funciona de maneira semelhante.

Como esses algoritmos complexos, Deus projetou nosso cérebro para sempre fazer conexões entre experiências passadas, respostas emocionais e decisões futuras. Por exemplo, meu filho tocou em um fogão quente quando era pequeno. Com isso, queimou os dedos. Seu cérebro fez uma conexão entre fogões quentes e dor. Agora, sempre que ele se aproxima de um fogão quente, seu cérebro lembra e envia sinais mentais, biológicos e emocionais dizendo para ele ter cuidado. Esses sinais vêm através das chamadas *vias neurais* em seu cérebro. Isso é bom!

Aí vai outro exemplo: quando minha mulher, Marie, era jovem, tinha um profundo desejo de ser conhecida, amada e protegida. Ela também era inocente e confiante. Ao longo de sua infância, quando tentava confiar nas pessoas mais próximas a ela, muitas vezes foi negligenciada, rejeitada ou abusada. Seu cérebro lembrou. Durante grande parte de sua idade adulta, quando um relacionamento de confiança começava a se formar, um muro de proteção automático (e muitas vezes inconsciente) se levantava dentro dela — mesmo quando não havia nada a temer. As vias neurais em seu cérebro estavam conectando experiências passadas e respostas emocionais com suas decisões atuais. Isso não era bom.

Tornar-se consciente dos algoritmos codificados online e tomar medidas para alterá-los é semelhante a permitir que Deus comece a criar em nós novas vias neurais relacionadas à ansiedade.

Quando você está preocupado ou preocupada, seu cérebro quer ajudar. Ele quer confirmar sua preocupação, então vai escanear suas experiências passadas nas quais as preocupações eram válidas e buscar no seu passado histórias negativas e marcadas com mágoa. Esses pensamentos, essas sensações e essas memórias inundam sua mente consciente e desencadeiam reações fisiológicas em seu corpo. A mensagem que você recebe é: "Você deveria se preocupar." Mas essa mensagem pode não ser precisa. Voltando ao exemplo da compra do colete, a mensagem que os anúncios me enviavam era: "Você adora coletes. Provavelmente quer ver mais coletes." O algoritmo estava fazendo seu trabalho, mas estava errado. Eu não amo coletes e não queria mais um colete.

Seu cérebro funciona da mesma forma quando você não está preocupado. Sentei-me para assistir a um filme recentemente e o logotipo de abertura da produtora apareceu na tela. Os primeiros acordes da bela partitura orquestral encheram a sala. Sem pensar, eu logo me recostei confortavelmente em meu assento, e tudo que eu estava ruminando naquele dia evaporou da minha mente. Meu cérebro reencontrou todos os tipos de experiências passadas, sensações e bons pensamentos associados à experiência de assistir a filmes. Meu cérebro lembrou e me enviou a mensagem: "Você gosta disso. Pode relaxar. Esta vai ser uma boa experiência." E foi.

Nosso cérebro gosta de encontrar semelhanças e criar padrões para que as decisões possam ser tomadas rapidamente. Meu amigo Chris descreveu essas "vias neurais" para mim com uma história passada na praia. Ele disse:

— Eu levei meus filhos para a praia e eles construíram uma pequena montanha de areia. Então eles pegaram um copo de água do oceano e derramaram no topo da pequena montanha. Ela se espalhou por um dos lados e criou um pequeno caminho. Então eles decidiram fazer de novo. Eles pegaram outro copo d'água e derramaram no topo da pequena montanha.

Ele então me perguntou:

— Adivinha o que a água fez?

Eu disse:

— Criou outro pequeno caminho?
— Não — respondeu ele —, a água encontrou o caminho mais fácil para descer a montanha. Ela usou o caminho que já existia, e é assim que nosso cérebro funciona.

Você já notou que é mais fácil ter bons pensamentos e boas sensações quando você está tendo um bom dia? E quando você está tendo um dia ruim, sair dele é difícil? Isso ocorre porque seu cérebro está sempre procurando o padrão mais fácil e rápido. Quando você está tendo um bom dia, seu cérebro lhe ajuda a continuar tendo um bom dia. Quando você está tendo um dia ruim, seu cérebro lhe ajuda a continuar tendo um dia ruim.

Às vezes, um pensamento ou sentimento indesejado muito forte pode fazer com que seu cérebro encontre uma "via de preocupação" familiar. Isso aconteceu comigo esta manhã. Eu estava tendo uma boa conversa com meu filho Ethan. Eu estava relaxado, sem planos para a tarde, e estávamos rindo de uma piada. Foi um bom dia. Então, uma palavra foi dita e tudo mudou. Não consigo nem lembrar qual era a palavra, mas meu cérebro a associou a alguma preocupação do passado e... *bum*! Um gatilho foi puxado em mim e todas as sensações de ansiedade me inundaram. Meu cérebro interrompeu meu tempo com meu filho como um convidado indesejado se intrometendo numa conversa e mudando de assunto.

Naquele momento, eu tinha uma escolha. Decidi "redirecionar a água do meu pensamento" para algo mais positivo. Respirei fundo, ajustei a almofada do assento embaixo de mim (ancoragem) e gentilmente voltei minha atenção para a conversa com meu filho. Funcionou. Não era necessário seguir o caminho da preocupação e da negatividade.

Ao projetar nosso cérebro, Deus o dotou de *neuroplasticidade*. Isso significa que podemos mudar nossas antigas vias neurais de preocupação, inclinação a evitar, ruminação e rituais que aumentam a ansiedade. Podemos criar novas vias de consciência, atenção plena, exposição, resposta saudável e paz.

Iniciativas

1 **Peça a Deus para ajudar você a começar a mudar as vias antigas e prejudiciais em seu modo de pensar e sentir.** Você já está fazendo isso desacelerando, tornando-se consciente de si e usando um registro humorado. Agora peça a Deus para ajudar você a ser mais objetivo ou objetiva na criação de novos padrões de pensamento e sentimento.

2 Crie uma linha do tempo visual de suas vias neurais. Desenhe uma linha horizontal e divida-a em quatro segmentos iguais. No primeiro segmento, escreva um pensamento ou sentimento invasivo que você experimenta regularmente. No segundo segmento, escreva a mensagem interna ou a voz negativa que reforça esse pensamento ou sentimento para você. No terceiro segmento, escreva sua resposta normal, mas não saudável (evitação, diálogo interno negativo ou compulsão). No quarto segmento, registre a intensidade do pensamento ou sentimento indesejado. Depois de fazer isso, use as habilidades que você aprendeu para criar uma nova linha do tempo para cada uma de suas experiências. Incluí um exemplo disso ao fim do capítulo.

3 Classifique sua positividade. Em uma escala de um a dez, quão positivo você é? Em que situações e com quais pessoas você tende a ser mais naturalmente positivo? O que contribui para a sua negatividade? Quais práticas você poderia aplicar para ajudar a ter uma visão geral mais positiva da vida? Lembre-se: quando você está positivo ou positiva, seu cérebro ajuda você a permanecer assim. Quando você está negativo ou negativa, seu cérebro ajuda você a permanecer assim também.

Tabela 3 – Linha do tempo da via neural antiga

Pensamento/ sentimento indesejado:	Mensagem interna/ voz negativa:	Respostas não saudáveis:	Nível de intensidade:
"Acho ou sinto que fiz algo errado."	"Você cometeu um erro de novo!"	Ruminar no aspecto negativo.	Em uma escala de 1-10: 8
	"Você não pode falhar."	Desejo de segurança.	
	"O que as pessoas vão pensar?"	Evitar minhas sensações. Automedicação.	

Tabela 4 – Linha do tempo da nova via neural

Pensamento/ sentimento indesejado:	Mensagem interna/ voz positiva:	Respostas saudáveis:	Nível de intensidade:
"Acho ou sinto que fiz algo errado."	"Talvez tenha feito, talvez não."	Agradecer a Deus por minhas sensações.	Numa escala de 1 a 10: 4!
	"Erros são normais."	Observar antes de absorver.	Isso é progresso!
	"Eu posso aprender com isso."	Praticar exercícios de ancoragem.	
	"Tenho pessoas que me amam e me aceitam."	Procurar apoio.	

27

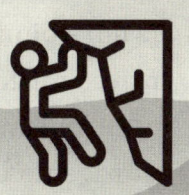

Adapte-se às mudanças em sua liderança

Mais responsabilidade pode levar a mais ansiedade. Você pode aprender novas maneiras de reagir às mudanças em sua influência e liderança.

Estávamos no meio de uma grande reorganização no trabalho, prestes a tomar grandes decisões que afetariam a vida das pessoas. Eu era o cara no comando e nunca tinha experimentado esse nível de responsabilidade.

Eu não conseguia me concentrar. Não conseguia dormir. Eu me via andando pela minha casa no meio da noite. Estava exausto. Tentei ler, orar, fazer exercícios e limpar a casa. Nada me ajudava com a minha ansiedade. Lembro-me de pensar: "Onde estão os 'adultos' por aqui? Como acabei com esse tipo de influência? Como posso ser um bom líder se tenho tanta ansiedade?"

Resolvi me distrair assistindo a alguns vídeos online. Ao pesquisar minhas opções, encontrei um anúncio de uma empresa de atividades ao ar livre. Era uma montagem de diferentes atletas praticando esportes radicais como voo de traje planador, mergulho em cavernas e motocross. O último atleta que eles mostravam era um alpinista usando um tanque de oxigênio. Aquele alpinista apareceu apenas por um segundo, mas a imagem ficou comigo.

Rapidamente procurei artigos sobre alpinistas com tanques de oxigênio e aprendi mais sobre o que é chamado de *mal da montanha*. Conforme os alpinistas chegam cada vez mais alto, há menos oxigênio no ar. Entre os sintomas do mal da montanha estão náusea, fadiga, letargia, pensamento desorientado e dificuldade para dormir. Pensei: "É isso que está acontecendo comigo! Estou escalando a montanha da liderança e isso está me deixando doente!"

Com a liderança vem a ansiedade.

Você pode estar pensando: "Mas eu não sou um líder." Na verdade, é, sim. Liderança é influência. Você é um influenciador em sua família, com amigos, na escola ou no trabalho e em sua comunidade. Você pode não ter um papel formal de liderança nesses lugares, mas suas palavras, suas ações e sua presença podem moldar a vida dos outros.

Aumento de responsabilidades na liderança aumenta a ansiedade.

Você recebe uma promoção no trabalho, é escolhido para liderar um trabalho em grupo na escola, torna-se pai ou começa a cuidar de um pai idoso. Às vezes, uma crise pode nos colocar em uma posição de liderança. Isso pode levar ao que é chamado de *ansiedade por responsabilidade*.

Os alpinistas que não se adaptam às mudanças de altitude não terminam a subida. Como os alpinistas, se não nos adaptarmos adequadamente aos aumentos de responsabilidades de nossa liderança, nossa influência a longo prazo será afetada negativamente. Nosso "mal da montanha" pode fazer com que nos tornemos defensivos, protetores, excessivamente rígidos em decisões estratégicas, passivos demais ou ditatoriais demais. Se não for tratado, ele pode levar a formas de sabotagem de liderança, como esgotamento e fracasso moral. Você já deve ter experimentado isso ou pode estar sentindo que pode acontecer no seu futuro.

Para se aclimatar às mudanças de altitude, alpinistas experientes param nos acampamentos. Essas são áreas onde os alpinistas se preparam para o próximo nível. Temos acampamentos semelhantes para administrar nossa ansiedade de responsabilidade e praticar uma autoliderança saudável.

Acampamento 1: Delegação. A ansiedade cresce à medida que aceitamos carregar responsabilidades que não nos cabem. Aqueles de nós com preocupação crônica, pensamentos invasivos e sensações indesejadas geralmente têm sentimentos exagerados de responsabilidade pessoal. Sentimos que não estamos fazendo o suficiente. Acreditamos que o sucesso e o fracasso dependem de nós. Não queremos decepcionar as pessoas. Precisamos aprender a distinguir o que nos cabe e o que cabe aos outros.

Definir limites pessoais e abrir mão de responsabilidades é difícil. Temos medo de que as pessoas pensem que estamos sendo egoístas. Mas delegar não é apenas transferir a responsabilidade para os outros a fim de que possamos nos sentir mais saudáveis. Trata-se de capacitar os outros para que contribuam com o melhor de si, trabalhando em equipe para uma vitória compartilhada por todos. A ansiedade diz: "Posso chegar lá sozinho." A delegação diz: "Juntos, podemos ir mais longe."

Acampamento 2: Gestão de energia. A ansiedade aumenta quando estamos esgotados, sob pressão e sem alegria. Nossa ansiedade nos leva a trabalhar mais, e não de maneira mais inteligente. Isso nos leva a focar a gestão do tempo. Tememos não ter tempo suficiente, focamos o que não foi feito e nos preocupamos com quando conseguiremos concluir as tarefas. O gerenciamento de energia trata de aprender nossas forças e nossos ritmos naturais dentro do tempo que nos foi dado para realizar um trabalho mais inteligente, não mais pesado.

O medo nos levará muito além de nossa capacidade de sucesso. Há um ponto em que mais esforço leva a menos resultados. Isso é chamado de *lei dos rendimentos decrescentes*. Uma boa autoliderança significa planejar energia, não apenas tempo. Devemos administrar nossa energia para que possamos ter o sucesso que desejamos. A ansiedade pergunta: "Você não pode fazer mais... agora?" O gerenciamento de energia pergunta: "Qual é o melhor momento para fazer isso e por quanto tempo?"

Acampamento 3: Tomada de decisão mais rápida. A liderança tem tudo a ver com tomar decisões sem ter todas as informações. Estamos acostumados a pensar demais em nossas decisões. Isso ocorre porque temos uma visão incompleta dos fracassos. Acreditamos que o sucesso consiste em não fracassar, mas isso não é verdade. O sucesso vem de fracassar o suficiente para descobrir o que dá certo. Quanto maior for a influência de nossa liderança, mais rapidamente devemos tomar nossas decisões.

É claro que decisões rápidas podem ser decisões ruins, mas, quando você é um líder, uma decisão ruim às vezes é melhor do que nenhuma decisão. A ansiedade diz: "Não tenho certeza de que isso vai funcionar, então não vamos fazer isso." Uma tomada de decisão mais rápida diz: "Vamos tentar e aprender com isso."

Iniciativas

1. **Faça sua agenda trabalhar para você.** Pense no seu dia normal e responda a estas perguntas: você é uma pessoa matutina ou vespertina? Em que hora do dia você é mais criativo, toma boas decisões e está mais apto a lidar com tarefas mais simples? Com que antecedência você precisa pensar antes de agir? Em quais dias, semanas e estações do ano você é mais produtivo? Faça algumas pequenas alterações em sua programação para alinhá-la com seus ritmos naturais de energia. Sua escada de medo e seu registro de humor podem fornecer algumas informações úteis sobre isso.
2. **Transfira a responsabilidade.** Pense em seus relacionamentos em casa, na escola, no trabalho e em outras áreas de sua vida. Você está fazendo muito? Escolha uma responsabilidade que você poderia transferir a outra pessoa. Se a ideia de abrir mão da responsabilidade lhe causa ansiedade, é uma boa indicação de que você deve fazer isso. Confie em si mesmo: seu alto senso de responsabilidade provavelmente significa que você a entregará à pessoa certa. Não é a competência deles que está impedindo, é a sua ansiedade. Escolha algo simples. Experimente e veja o que acontece.
3. **Aumente sua velocidade de tomada de decisão.** Identifique uma decisão que você está adiando e, em seguida, tome-a. Depois que a decisão for tomada, faça algumas anotações sobre seus pensamentos e suas sensações antes, durante e depois de tomar a decisão. Tente sentir o que você precisa para tomar decisões mais rapidamente. Quando fiz isso, percebi que gosto de ter uma longa "pista de decisão". Quando possível, eu me saio melhor com mais tempo para pensar antes de decidir. Mas eu também

sou capaz de me perder em minha própria cabeça. Minha equipe também me disse: "Não rumine sozinho. Deixe-nos participar." Estou aprendendo a decidir com os outros mais frequentemente.

28

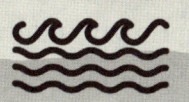

Você consegue!

A ansiedade pode ser sentida como ondas fortes ameaçando nos puxar para baixo d'água. Em vez de nos concentrar nas ondas, podemos nos concentrar naquele que tem poder sobre as ondas.

Jesus e seus discípulos tinham acabado de terminar um longo dia ensinando e cuidando das pessoas. Ele até realizou um de seus milagres mais conhecidos: alimentar 5 mil pessoas com apenas uma pequena porção de comida. Jesus disse a seus discípulos para irem para casa antes dele. Então eles entraram em um barco para ir para a outra margem de um lago enquanto Jesus partiu sozinho para orar.

Quando o sol se pôs e eles estavam no lago, uma grande tempestade os atingiu. A última lembrança de uma tempestade naquele mar incluía a presença de Jesus. Durante aquela tempestade, ele acalmou milagrosamente as ondas. Desta vez, ele não estava à vista.

No meio da noite, os discípulos viram uma imagem estranha ao longe. Era a figura de alguém caminhando ao longo das ondas. Eles se perguntaram se era um fantasma. Talvez a tempestade tivesse matado um deles e aquela figura fosse seu espírito, cumprimentando-os do além. Ou talvez a tempestade tenha matado todos eles e aquele era o anjo da morte vindo buscá-los!

Quando a figura se aproximou do barco, uma voz familiar gritou: "Não tenham medo." Era Jesus! Pelo menos, parecia Jesus.

Um dos discípulos, Pedro, queria saber com certeza. Em sua ousadia, ele gritou para a figura fantasmagórica: "Se és tu, manda-me ir ao teu encontro por sobre as águas!"

A voz respondeu: "Venha."

Pedro sentou na lateral do barco, como já havia feito muitas vezes para puxar suas redes de pesca. Desta vez, seus pés não penetraram na água. Em vez disso, ele se viu de pé sobre as ondas como se estivesse em terra firme. Era Jesus! Pedro fez contato visual com ele e começou a caminhar em sua direção na água! Sua alegria era maior que seu medo.

Mas então algo o fez parar de olhar para Jesus. Talvez tenha sido uma rajada repentina de ar frio que o distraiu. Pedro percebeu, de repente, que estava desafiando as leis da natureza ao caminhar sobre as águas. Nesse exato momento, começou a submergir. Ao afundar nas ondas, ele gritou: "Senhor, salva-me!" Imediatamente ele sentiu a mão forte de Jesus puxando-o para fora da água e eles entraram juntos no barco.

Então Jesus lhe perguntou: "Por que você duvidou?"

Excelente pergunta.

Na Bíblia, os corpos aquáticos são frequentemente associados a risco, mistério e perigo. A Bíblia começa com a terra coberta de água — sem forma e vazia — e continua com o dilúvio de Noé, o mar Vermelho que engoliu os egípcios, criaturas marinhas incontroláveis descritas por Jó, um peixe enorme que engolfou Jonas e naufrágios tempestuosos no Novo Testamento. Até mesmo a visão apocalíptica do Céu do apóstolo João mostra um rio fluindo do trono de Deus, mas nenhum mar.

Ao contrário dos viquingues, os antigos hebreus não eram um povo marítimo. Embora o discípulo de Jesus, Pedro, fosse pescador por vocação, ele sabia o suficiente para não entrar na água durante uma forte tempestade. Então por que ele fez o que fez? Como ele fez o que fez? O que é preciso para pisar em um lugar instável, imprevisível e incerto?

É preciso fé.

Fé é confiar no que acreditamos, não no que vemos. Pedro tinha visto o poder de Jesus sobre doenças, doenças incuráveis, possessão demoníaca e autoridades religiosas. Mas convidar Pedro a andar sobre as águas? Isso era diferente. A fé de Pedro não estava no que ele sabia sobre a água, mas no que Jesus o convidava a fazer.

Jesus não apenas deu permissão a Pedro. Ele lhe concedeu poder — não apenas aprovação, mas a capacidade. Jesus nunca nos pede para fazer algo que ele também não nos capacite a fazer. E o que fortaleceu Pedro foi seu relacionamento com Jesus. Quando Jesus disse: "Venha", ele estava dizendo a Pedro: "Comigo você consegue." Isso explica o que aconteceu a seguir.

Quando a atenção de Pedro se desviou de Jesus, Pedro começou a afundar. Perder o foco fez com que ele pensasse mais em seu problema do que em seu mestre. Ao fazer isso, Pedro deu mais controle à tempestade e quase afundou. Não podemos culpá-lo. Ele estava exausto, depois de manter seu barco navegando a noite toda. A fadiga muitas vezes ameaça a capacidade de concentração.

Mas nem tudo estava perdido. O foco de Pedro passou para outro ponto, mas o de Jesus não. Como sempre, Jesus estava lá e pronto para ajudar. Em meio às ameaças imprevisíveis, arriscadas e perigosas do desconhecido, Jesus assumiu o controle e provou ser fiel a Pedro. Ele faz o mesmo conosco.

A ansiedade é muito parecida com aquelas ondas violentas. Às vezes, Jesus as acalma milagrosamente, mas, na maior parte das vezes, ele nos convida a caminhar sobre elas. Ter fé não elimina o desconforto, os problemas ou o que vemos como ameaças. A fé nos mantém focados em Jesus quando estamos sobrecarregados por nossos pensamentos e nossas sensações. Quanto mais atenção dermos à nossa ansiedade, maior a probabilidade de ela nos derrubar.

Anos atrás, meu filho Ethan e eu fomos a um acampamento no norte da Califórnia chamado JH Ranch. Ele foi projetado para ajudar pais e adolescentes a formar laços mais fortes por meio da aventura. Um dia, um grupo de pais e filhos fez uma corda bamba a 15 metros de altura. Estávamos amarrados a cabos de segurança e nossos filhos tinham de andar para trás em uma corda bamba enquanto conduziam os pais para a frente. Ethan é muito atlético e tem grande equilíbrio. Ele começou a andar de costas, e então me disse para vir ao encontro dele. No instante em que pisei na corda, ela começou a balançar. Eu entrei em pânico. Quanto mais eu olhava para a corda sob meus pés, mais eu tentava contrabalançar, fazendo-a balançar ainda mais.

Então, meu filho, com autoridade na voz, disse: "Papai, olhe para mim. Não olhe para a corda. Observe-me. Você consegue." Eu fiz o que ele disse. Eu estava com medo e pensando demais, mas conseguimos! O que mais me ajudou foi prestar atenção no meu filho, não nas cordas — nele, não em mim; na voz dele, não nas vozes ansiosas na minha cabeça.

Essa é a lição de Pedro ao caminhar sobre as águas: manter os olhos em Jesus é o modo de caminhar. Quando estamos cansados, assustados e sentimos que estamos afundando, podemos estender a mão e encontrar sua força, lembrando-nos de que somos amados e não estamos sozinhos.

Iniciativas

1. **Qual é o seu barco?** Qual é esse lugar de segurança e proteção de onde Jesus está convidando você a sair para se aproximar dele? Talvez você esteja sentindo segurança em sua carreira e Jesus esteja lhe convidando para outra linha de trabalho. Talvez você se sinta estável em sua agenda e Jesus esteja pedindo para você começar algo novo. Talvez seu nível atual de ansiedade seja confortável e Jesus queira que você dê mais um passo na direção da exposição.

2. **Qual é a sua tempestade?** O que provavelmente desviará sua atenção dos passos de fé que Jesus convida você a dar? A opinião de outras pessoas? Preocupações com dinheiro? Medo do desconhecido? Vozes autodestrutivas em sua cabeça? A possibilidade de constrangimento? Memórias de traumas ou fracassos do passado?

3. **Como você pode manter o foco em Jesus?** Que mudanças práticas você pode fazer em seus comportamentos e horários para manter seus olhos em Jesus? Limitar seu foco no negativo? Fazer pausas espirituais ao longo do dia? Mudar a forma como você acessa e-mails ou mídias sociais? Ler a Bíblia diariamente? Manter um envolvimento regular com sua comunidade de fé?

29

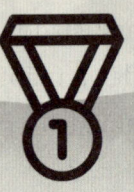

Dispute o Prêmio por Garra

A ansiedade desperta seu medo do fracasso. Aprenda a ver as lutas como oportunidades de crescimento pessoal e maior resiliência.

Meu filho mais velho, Asa, soube desde cedo que tinha a mente de um engenheiro. Ficamos entusiasmados quando ele entrou em uma escola secundária construída com base no currículo STEM (Ciência, Tecnologia, Engenharia e Matemática, na sigla em inglês). A escola tinha um laboratório de fabricação, mentores profissionais e uma próspera equipe de robótica. Inteligente e motivado, Asa estava ansioso pela distribuição anual de prêmios para os alunos de sua escola. Quando a noite chegou, ele foi distinguido com o que chamavam de *Prêmio por Garra*. Aqui está como eles descreveram:

O "Prêmio por Garra" é dado aos alunos que se esforçaram além das expectativas para enfrentar novos desafios, alunos que procuraram oportunidades para seguir em frente quando poderiam ter recuado sem consequências ou alunos que, mesmo com dificuldades, continuaram a perseverar no cumprimento da carga horária, em fazer perguntas na sala de aula ou apenas mantendo uma atitude positiva em relação ao que estavam aprendendo.

Meu filho ficou meio desapontado. Ele esperava ter a melhor média de notas, figurar no quadro de honra ou receber algo que reconhecesse sua capacidade intelectual e acadêmica.

Frequentemente, queremos nos medir por padrões objetivos. Classificamos nosso valor ou nossa conquista comparando-nos com as realizações externas dos outros. Nos avaliamos assim: se tiramos nota dez, conquistamos o primeiro lugar ou superamos algum recorde. Nossa cultura recompensa aqueles que cruzam a linha de chegada primeiro. Como resultado, muitas pessoas não reconhecem as qualidades de caráter que levam ao sucesso — qualidades como autocontrole, tolerância, fidelidade, bondade e alegria. Acredito que haja uma maneira melhor de nos avaliarmos: temos "garra"?

O que chamamos *garra* (em inglês, *grit*) vem de uma palavra saxônica antiga que se refere a seixos ou cascalho. É uma metáfora para se referir a alguém que é forte e capaz de suportar muito. As pessoas com garra sabem que o conforto é inimigo do crescimento. Elas estão sempre conquistando novos terrenos; são pioneiras que nunca se acomodam e que veem as dificuldades como o caminho do sucesso duradouro.

Garra tem a ver com firmeza de espírito. É a determinação de continuar, mesmo quando a linha de chegada ainda não está à vista. Trata-se de encontrar tanto prazer em correr a corrida quanto em terminá-la. É uma resistência de espírito, não influenciada pelas mensagens duvidosas de emoção e pelos fracassos passados.

É a capacidade de ver que a transformação ocorre mais frequentemente por meio de nossas perdas do que de nossas vitórias.

Ao lidar com a ansiedade, dispute o Prêmio por Garra.

Você está quase terminando este livro porque tem garra! Vamos ver a descrição do Prêmio por Garra e entender como ele se aplica a você.

Você assume novos desafios. Você está muito mais consciente de sua ansiedade do que quando começou. Você decidiu não aceitar o controle que ela tem sobre você. Você começou a reconhecer pensamentos invasivos e sensações indesejadas pelo que eles são: seu cérebro tentando proteger você de danos ou mensagens inúteis remanescentes do seu passado. As origens e os propósitos de algumas dessas mensagens internas são inexplicáveis. Você decidiu não entrar em pânico. Você começou a se lembrar de que suas sensações e seus sentimentos não definem sua vida. Você também está tentando novas habilidades saudáveis. Não é fácil, mas você está progredindo!

Você está avançando quando poderia recuar. Você já poderia ter largado o livro. Na verdade, você provavelmente o largou. Talvez várias vezes. Tudo bem, porque você está aqui agora e está começando a ver as coisas de maneira diferente. Você provavelmente ainda tem alguns (ou muitos) de seus antigos comportamentos e hábitos. Ainda está tentado a ceder à sua velha maneira de pensar. Mas está indo na direção certa. Espero que este livro esteja mudando você. Tentar alguns dos princípios deste livro, mesmo que apenas uma vez, já terá começado a alterar a química do seu cérebro para melhor. Você pode estar avançando mais devagar do que gostaria, mas está progredindo. Está conseguindo!

Você está perseverando para se manter positivo. Você tem ansiedade porque não vê as coisas acontecendo da maneira que acredita que deveriam acontecer. Você quer o melhor e acredita no melhor. É uma pessoa esperançosa. Ao longo dos anos, seu cérebro aprendeu a ver mais coisas negativas do que positivas. Agora você sabe que Deus tem outro plano para sua vida. Você está trabalhando para ser uma pessoa esperançosa, fiel e pronta para o futuro. Está se tornando mais resiliente emocionalmente, não permitindo que sensações indesejadas paralisem sua vida. Parte deste livro foi estressante e desafiadora, mas você continuou.

É importante lembrar que todos nós progredimos de maneiras diferentes e em velocidades diferentes. Alguns de vocês estão começando a perceber algum movimento em uma boa direção, e outros já tiveram grandes avanços. O importante é que você está fazendo o trabalho. É por isso que recebe o Prêmio por Garra!

O Prêmio por Garra *não* homenageia o que você fez; ele honra quem você é. Se olhar os títulos de cada capítulo deste livro, verá que tentei escrever cada um no tempo presente. Isso foi intencional. Não se trata de uma lista de itens a serem preenchidos, mas um convite a práticas contínuas para pessoas com garra.

Eu tenho um amigo que é um atleta incrível. Ele compete em triatlos. Ele me convidou para um deles (como espectador, claro). Passei o dia conversando com amigos e familiares de outros triatletas enquanto ele nadava, pedalava e corria. Quando todos os corredores começaram a chegar à linha de chegada em suas diferentes velocidades, ouvi um barulho estranho. Era o som de sinetas!

Há uma tradição de tocar sinetas ao fim de uma corrida como uma forma simbólica desencorajar os corredores cansados a continuar. Encontrei uma pequena mesa de mercadorias vendendo sinetas, comprei uma e procurei meu amigo. Quando ele se aproximou, eu toquei a sineta com todo entusiasmo. Eu estava muito orgulhoso dele, não por vencer ou ficar em um determinado nível, mas por trabalhar tão duro, ser paciente consigo, levantar quando caiu e ter autodisciplina para continuar quando tudo dentro dele estava dizendo "desista".

Você pode estar tendo alguns desses sentimentos.

Quero que você saiba disto: estou tocando a sineta para você.

Iniciativas

1 **Veja os desafios como oportunidades de crescimento.** Faça uma pequena lista dos maiores desafios que você está enfrentando. Reescreva cada desafio como uma oportunidade. Por exemplo: "Tenho de enfrentar aquele familiar controlador" pode se tornar "Tenho a oportunidade de ser eu mesmo de uma forma forte e amorosa". A vida exige crescimento, e o crescimento só vem por meio de desafios.

2 **Evite medir-se por realizações objetivas externas.** Padrões objetivos, como notas, prazos e saldos, são inescapáveis. Mas, em vez de se comparar com o sucesso agregado dos outros, veja cada situação como uma oportunidade de deixar o Espírito de Deus trabalhar em você e através de você. Gálatas 5:22-23 contém uma lista de maneiras pelas quais o Espírito Santo deseja se manifestar em nosso caráter. Reserve um tempo para examinar essa passagem e procure maneiras de "dar mais frutos".

3 Aprenda a se levantar rapidamente após uma queda. Você vai perder oportunidades e fazer escolhas que parecerão desastrosas. Levante-se e siga em frente. Provérbios 24:16 diz: "Ainda que o justo caia sete vezes, tornará a erguer-se." Não meça seu sucesso por quantas vezes você comete erros, mas por como você se recupera deles.

30

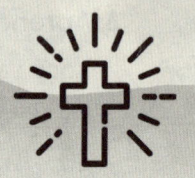

Creia nas Boas-novas

A religião pode atiçar sua ansiedade, fazendo você acreditar que seu relacionamento com Deus depende de você, mas ele tem uma cura para a ansiedade espiritual.

Não fui criado em um lar particularmente religioso. Minha primeira experiência significativa com a fé foi quando fui convidado para um programa de verão para crianças em uma igreja do meu bairro. Havia jogos, fantasias de histórias da Bíblia e um culto obrigatório. Sendo criança, eu fiquei morrendo de tédio naqueles cultos na capela. A religião não fazia muito sentido para mim.

Meu próximo momento significativo de fé aconteceu quando meu pai ficou doente. É a primeira vez que me lembro de orar. Eu disse: "Deus, se tu existes, por favor, cura meu pai. Se tu existes, eu te darei minha vida e farei o que tu quiseres." Meu pai morreu um ano e meio depois. Eu pensei: "Bem, isso não adianta." Por quase uma década, eu não voltaria a orar.

No ensino médio, tive minha primeira experiência religiosa. Aconteceu tarde da noite, justamente no quarto da minha namorada. Ela saiu do quarto em dado momento e, quando ela fechou a porta, vi um crucifixo na parede. Imediatamente senti culpa religiosa. Uma mensagem veio à minha mente, dizendo: "Jason, essa moça é minha filha." Caramba! Eu nem era uma pessoa de fé, mas, de repente, senti como se tivesse ofendido a Deus!

Minha vida mudou de modo mais profundo na faculdade. Acreditando ter negligenciado uma grande área de estudo — Educação Religiosa —, matriculei-me em um curso de Filosofia da Religião. Uma tarde, enquanto esperava o início daquela aula, olhei para a grama verde e para o céu azul. Fiquei estranhamente cativado pela beleza do cenário. Naquele momento, experimentei uma convicção não solicitada de que havia algo responsável por toda a beleza que eu estava vendo.

Essa experiência me iniciou em uma busca espiritual para encontrar esse ser misterioso com quem eu joguei uma espécie de *esconde-esconde* espiritual ao longo dos anos. Comecei com espiritualidades muito centradas na Criação. Dei atenção ao Greenpeace, às religiões baseadas na Terra e à filosofia naturalista, mas nenhuma delas parecia ressoar com a experiência muito pessoal que eu tinha vivido. Acabei me encontrando em um lugar muito improvável: uma pequena igreja afro-americana no Centro-Sul de Los Angeles. Atrás das janelas gradeadas, as pessoas cantavam, tocavam pandeiros e falavam sobre Jesus como se o conhecessem pessoalmente. Lá ouvi as Boas-novas do amor de Deus por mim e encontrei uma resposta para minha busca espiritual.

O que isso tem a ver com ansiedade?

Você já se preocupou em "estar bem com Deus" ou temeu não ser perdoado pelas coisas erradas que fez? Você já temeu não ser bom o suficiente para entrar no Céu (se houver um Céu)? Talvez você tenha preocupações religiosas e rapidamente tente rejeitá-las, ignorá-las ou racionalizá-las.

Muitas pessoas têm algum tipo de ansiedade espiritual ou religiosa.

Alguns até sofrem de uma forma de transtorno obsessivo-compulsivo chamado *escrupulosidade*. A escrupulosidade ocorre quando as pessoas transformam expressões espirituais de amor e devoção a Deus em compulsões para aliviar sua ansiedade. Elas podem estar excessivamente preocupadas em evitar coisas que as levariam (ou às outras) a pecar. Elas memorizam a Bíblia ou fazem pactos e promessas com Deus para garantir proteção espiritual ou exageram em rituais de limpeza (como confissão, orações de purificação ou orações de libertação) para se livrar da impureza espiritual. Elas podem se fixar obsessivamente em áreas específicas da Teologia, como predeterminismo, guerra espiritual ou o fim dos tempos.

Quando nossa espiritualidade e nossa ansiedade se sobrepõem, podemos nos lembrar gentilmente de que as Boas-novas de Deus para nós são maiores do que nossa ansiedade. É assim que eu resumiria essa boa notícia que eu também recebi.

Você é uma parte importante da boa Criação de Deus. Deus fez este belo mundo e você ocupa um lugar especial nele. Você é feito à imagem de Deus. Isso significa que você tem honra, dignidade, habilidades e um grau de poder diferente de qualquer outra coisa na Criação. Isso não é por causa de algo que você tenha feito ou deixado de fazer. Você é uma pessoa valiosa porque foi criada pelo amor de Deus. E esse mesmo Criador deseja ter um relacionamento pessoal com você. Ter um relacionamento com seu Criador pode ajudar você com sua ansiedade, a encontrar um propósito nesta vida e a experimentar a plenitude na vida futura.

Você faz parte de um mundo que está fora de sincronia com Deus. Embora haja muita coisa boa ao nosso redor, o mundo não está funcionando como Deus planejou. Sofrimento, miséria e injustiça nos lembram disso. E com o dom do livre-arbítrio de Deus também vêm nossas más escolhas. A velha história de Adão e Eva é um lembrete e um exemplo de como nós, seres humanos, deixados por conta própria, podemos seguir nosso próprio caminho. Por instinto e escolha, nós nos afastamos de Deus. Jesus chama isso de *pecado*. É como uma doença espiritual que nos torna "pecadores" e "ofendidos". Felizmente, há esperança!

Fomos disputados e procurados. Todos os anos de carência espiritual nos seres humanos levaram a um evento incrível: Deus entrando em sua própria Criação na pessoa de Jesus. Quando Jesus morreu na cruz, ele estava mostrando a você o amor altruísta de Deus; pagando a dívida pelos erros que você cometeu; e tomando todo mal, toda injustiça e todo sofrimento do mundo sobre si, extinguindo o poder dessas coisas e abrindo uma porta para o perdão e a esperança. Jesus é o ato final da grande história da humanidade em Deus. Por meio de sua ressurreição, ele nos apresenta um novo modo de vida e um novo Reino ao qual podemos pertencer agora.

Somos convidados a fazer parte da nova Criação de Deus. Podemos parar de tentar incansavelmente ser mais religiosos, certificando-nos de que estamos "suficientemente arrependidos" de nossos pecados ou tentando fazer boas obras que bastem para compensar as más. Deus nos convida a fazer parte do novo mundo perfeito que Jesus está criando. Aqui está a reviravolta irônica: o caminho para uma nova vida passa por nossa imperfeição. A vida nova com Jesus é um convite para abraçar Deus, não uma certeza; fé, não previsibilidade;

e descanso, não perfeccionismo. É quando podemos tomar nossa ansiedade *religiosa* e deixar Deus nos fazer companhia com benevolência, em vez de implorar a Deus para que ela desapareça.

Nos dias de Jesus, as pessoas sofriam de ansiedade religiosa. Como uma pesada canga de madeira sobre os ombros dos bois que aravam os campos, seus jugos eram culpa, vergonha, dever religioso e sensações de estar longe de Deus. Elas sentiam que não eram suficientemente boas. Mas Jesus, em seu amor, tinha um convite vivificante para aqueles que estavam sobrecarregados com a ansiedade religiosa. Esse convite também é para nós.

Ele disse: "Venham a mim, todos os que estão cansados e sobrecarregados, e eu lhes darei descanso. Tomem sobre vocês o meu jugo e aprendam de mim, pois sou manso e humilde de coração, e vocês encontrarão descanso para as suas almas. Pois o meu jugo é suave e o meu fardo é leve" (Mateus 11:28-30).

Eis a boa notícia!

Iniciativas

1 Diga sim à boa notícia! Tente fazer uma oração simples como esta: "Deus, eu acredito que tu me criaste e me amas. Eu sou uma pessoa falha e quebrada. Obrigado por enviar Jesus para morrer e ressuscitar. Perdoa-me pelos meus pecados. Eu te entrego a liderança sobre a minha vida. Obrigado por teu amor por mim e por me ajudar a florescer como uma nova criação em ti." Encontre alguém para contar sobre essa decisão que você tomou.

2 Encontre sua identidade no amor de Deus por você, não em sua ansiedade religiosa. Nossas ações fluem de nossa identidade, e não o contrário. Tente ler esta parte esclarecedora de uma carta no Novo Testamento: Efésios 1:1-14. Existem cerca de vinte descrições diferentes do que significa estar em um relacionamento com Deus (por exemplo: perdoado, escolhido, adotado). Veja quantas você pode encontrar. Quais ressoam mais com você? Como elas podem ajudar você quando sente ansiedade?

Pensamentos finais

Dois anos atrás, encontrei um *hobby* que me ajudou com minha ansiedade. Eu crio cruzes feitas de sucata e peças de relógio quebradas. Eu vou a leilões nos fins de semana para procurar suprimentos. Quando um velho funileiro morre e deixa uma garagem cheia de porcas enferrujadas, parafusos e sucata desconhecida, eu me sinto mais vivo! Eu gosto das coisas que ninguém mais quer.

Eu as chamo de *cruzes redimidas*. A palavra *redimir* significa restaurar, reconquistar ou trocar por algo melhor. A ideia por trás dessas cruzes é que Deus tem uma maneira de pegar as coisas quebradas, descartadas e indesejadas em nossa vida e fazer algo bonito.

Cada cruz que faço é única. Cada uma é diferente e leva um tempo diferente para se tornar o que eu quero que seja. As cruzes também são imperfeitas. Cada uma tem arranhões e falhas porque são feitas de material desgastado. Sua imperfeição é um lembrete de que a perfeição é reservada para o Divino.

As cruzes que faço são lembranças da minha jornada com a ansiedade. Sou único e imperfeito. Estou aprendendo a abraçar essas qualidades em mim mesmo. Convido você a abraçá-las também.

VOCÊ É ÚNICO E IMPERFEITO

Você é uma pessoa única. Suas lutas com a ansiedade podem fazer você se sentir sozinho e diferente dos outros. Em vez de se ver sozinho ou diferente, tente usar a palavra "único". Essa palavra diz que você é um só, ninguém é como você. Sua singularidade lhe dá a oportunidade de ser você mesmo e descobrir como ser a melhor versão de si mesmo.

Há uma velha fábula judaica de um homem que cresceu indo à sinagoga para ouvir sobre o grande líder Moisés. Desde a infância, ele queria ser como Moisés. Ele trabalhou duro ao longo de sua vida para a modelar em imitação daquele renomado líder espiritual do povo hebreu. Quando ele morreu, perguntou a Deus:

— Eu trabalhei tanto para ser como Moisés. Eu te deixei orgulhoso?

— Eu não queria que você fosse Moisés; eu queria que você fosse você — Deus respondeu.

Deus está nos convidando a sermos nós mesmos — até a nossa melhor versão. Isso só acontece quando dizemos "sim" a Jesus e então permitimos que seu perdão, seu poder e seu amor sejam expressados através de nós. Deus criou cada um de nós para sermos portadores de sua imagem e termos um lugar único na família de Deus.

Quando sentir a pressão de ser mais do que é, comparar-se com os outros ou se condenar pelos erros que cometeu, lembre-se de que você é único. Você é uma pessoa amada, e Deus está trabalhando dentro de você!

Você é uma pessoa imperfeita. Imperfeição pode ser um palavrão para você. Suas lutas com a ansiedade fizeram com que enfatizasse suas partes mal-acabadas e quebradas. A perfeição é um capataz terrível. A perfeição diz: "Suas fraquezas são ruins, seus erros irão perseguir você e há algo profundamente errado com sua vida." São mentiras.

Nossas fraquezas nos lembram de que precisamos dos outros. Nossos erros podem nos ajudar a aprender e crescer com amabilidade. Esse sentimento de injustiça é um convite para um relacionamento mais próximo com Deus, que nos ama. A imperfeição não deve ser apenas aceita; ela pode ser abraçada.

Quando você sentir uma pressão de tentar ser perfeito, deixe esse trabalho para Deus. Pegue toda essa energia que você está gastando para dizer as coisas exatamente da maneira certa e fazer as coisas certas na primeira tentativa e canalize-a para ser sincero e corajosamente vulnerável diante dos outros.

Vamos decidir ser *imperfeccionistas*. Tente ver a imperfeição como um belo lembrete de que existe apenas uma pessoa perfeita no universo, e essa pessoa ama você do jeito que é.

Agora, uma sugestão final para você.

CRIE SEU PRÓPRIO GUIA

Como mencionei no início, este livro foi criado a partir das notas e percepções que foram mais úteis para mim. Esses são os hábitos saudáveis que transformaram minha vida. Mas agora é a sua vez. Leia, ouça, colete ideias e veja o que funciona para você. Faça anotações do que for útil e mantenha-as à mão. Monte seu próprio guia!

Seja qual for o conteúdo do seu guia, ele deve estar enraizado nos princípios que compartilhei com você na Introdução. Espero que eles tenham se tornado uma parte maior de sua vida ao longo de nosso tempo juntos. Aqui estão eles novamente:

- **Normalização:** aceite que a ansiedade é natural, embora possa se tornar prejudicial à saúde.
- **Exposição:** entenda seus medos e comece a enfrentá-los, em vez de evitá-los.
- **Habituação:** use novas habilidades para se dessensibilizar de seus medos.
- **Cuidado:** descubra maneiras saudáveis de experimentar o amor de Deus por você e pelos outros.

Como eles estão se manifestando em sua vida? De que maneira você pode incorporar esses princípios à sua rotina diária, semanal ou anual? Onde você viu progresso em seus pensamentos e suas sensações de ansiedade ao adotar esses princípios? Como você pode comemorar esse progresso de maneira saudável?

A ESTRADA À FRENTE...

"Se você tivesse uma palavra para descrever Jesus, qual seria?"

Essa é uma pergunta que o falecido Dallas Willard fez a Bill Gaultiere. Dallas Willard foi professor de Filosofia na University of Southern California e especialista em Epistemologia e Espiritualidade. Bill Gaultiere e sua mulher, Kristi, são psicólogos no sul da Califórnia. Eles fundaram uma organização que oferece aconselhamento, treinamento e retiros para líderes.

Uma palavra para descrever Jesus?, Bill pensou. Algumas das palavras que lhe vieram à mente foram: *Amoroso*; *Santo*; *Mestre*; *Curador*.

Depois de um longo silêncio, Willard deu sua palavra: "Tranquilo."

Na postagem intitulada "Uma solução simples para o estresse, de Dallas Willard" em seu blogue, Bill escreve que "tranquilo" não é uma palavra que ele tenha considerado. Também não é uma palavra que eu considerei, mas é boa. Jesus era tranquilo. Isso não significa que ele era estoico, insensível e imperturbável pelas circunstâncias. Jesus experimentou toda gama de emoções humanas, viveu relacionamentos complicados e sofreu muito para cumprir corajosamente sua missão de vida. Mas ele fez tudo isso com uma sensação de paz interior e determinação que pode ser descrita como "tranquila".

Como podemos ser "tranquilos" como Jesus? Minha tentação é criar uma lista de "coisas a fazer". A ideia é que, se conseguir dominar certas habilidades, eu me livrarei de minha ansiedade para sempre. Mas isso não é realista. E é realmente antibíblico!

Medo, ansiedade e incerteza têm um lugar no plano de Deus para nossa vida, mas não o lugar central. Os hábitos saudáveis que exploramos aqui não são projetados para ser dicas de autoajuda ou soluções rápidas para extinguir nossos pensamentos ou nossas sensações indesejadas, mas convites para continuar seguindo Jesus.

Como aquele caminho para a cachoeira, a cura da ansiedade a longo prazo é um caminho que outros descobriram antes de nós e também um caminho que devemos encontrar por nós mesmos. Você cometerá erros, voltará atrás e tentará coisas novas. Quando o caminho não estiver claro, quero encorajar você a continuar ouvindo. Você ouvirá o convite contínuo, gracioso, amoroso, corajoso e disciplinado para relaxar e florescer na incerteza.

Obrigado por fazer esta jornada comigo. Quero incentivar você a recomendar este livro a alguém que conhece e que esteja lutando contra a preocupação crônica, os pensamentos intrusivos e as sensações indesejadas. Com o que está aprendendo, você pode ajudar outras pessoas a trilhar os próprios caminhos.

Vamos terminar lembrando-nos das palavras de Jesus para qualquer pessoa preocupada:

> Portanto eu lhes digo: não se preocupem com suas próprias vidas, quanto ao que comer ou beber; nem com seus próprios corpos, quanto ao que vestir. Não é a vida mais importante do que a comida, e o corpo mais importante do que a roupa? Observem as aves do céu: não semeiam nem colhem nem armazenam em celeiros; contudo, o Pai celestial as alimenta. Não têm vocês muito mais valor do que elas? Quem de vocês, por mais que se preocupe, pode acrescentar uma hora que seja à sua vida?
>
> Por que vocês se preocupam com roupas? Vejam como crescem os lírios do campo. Eles não trabalham nem tecem. Contudo, eu lhes digo que nem Salomão, em todo o seu esplendor, vestiu-se como um deles. Se Deus veste assim a erva do campo, que hoje existe e amanhã é lançada ao fogo, não vestirá muito mais a vocês, homens de pequena fé?
>
> Portanto, não se preocupem, dizendo: "Que vamos comer?" ou "que vamos beber?" ou "que vamos vestir?". Pois os pagãos é que correm atrás dessas coisas; mas o Pai celestial sabe que vocês precisam delas. Busquem, pois, em primeiro lugar o Reino de Deus e a sua justiça, e todas essas coisas lhes serão acrescentadas.
>
> Portanto, não se preocupem com o amanhã, pois o amanhã se preocupará consigo mesmo. Basta a cada dia o seu próprio mal (Mateus 6:25-34).

Agradecimentos

Agradeço a toda a equipe da InterVarsity Press, especificamente a Ethan McCarthy, Rachel Hastings e Lori Neff, que seguraram minha mão e me guiaram fielmente em um processo não apenas altamente profissional, mas também revigorante espiritualmente. Vocês abraçaram esta minha jornada com sabedoria, graça e paciência. Estou verdadeiramente grato.

Um grande alô para Sean Morgan e meus parceiros acadêmicos. Vocês estiveram comigo nos meus momentos mais difíceis e me ajudaram a encontrar meu caminho nesta nova temporada de fé e ministério. Obrigado pelo tempo e espaço que vocês me cederam para conversar e pensar. Acima de tudo, estou muito honrado por estar nas trincheiras com vocês.

Obrigado aos meus parceiros telefônicos noturnos. Pastor Brady Boyd, seu conselho sábio e seu coração bondoso me ajudaram a passar por tantas horas desafiantes. Obrigado por abrir sua vida para mim. Scott Ridout, da Converge, como um treinador, você me incentivou a seguir em frente. Pastor Bill Ankerberg, meu pai espiritual, você foi o pastor de transição para nossa igreja, mas também para mim. E David Harris, obrigado por me ajudar a ver que eu precisava levar minha jornada de cura para o próximo nível.

Enfrentar minha ansiedade convergiu com minha nova posição de liderança na Journey of Faith. Meus profundos agradecimentos, bem como meu pedido de desculpas, a vocês que estiveram comigo em minha ansiedade, quer soubessem disso ou não. Muitos de vocês me viram surtando, falando demais ou esmagando os nós dos dedos. Obrigado por serem gentis, sinceros e por aceitarem a reconciliação quando possível. Um agradecimento especial ao conselho pastoral e aos anciãos que estiveram ao meu lado em meus momentos difíceis e ajudaram a tornar este livro possível para outras pessoas.

Alguém que merece um agradecimento especial é Krista Reyna, coordenadora executiva da Journey of Faith e uma das minhas companheiras de ministério mais queridas. Krista, você tem a honra/o fardo de estar comigo no topo das montanhas e nos vales. Sou eternamente grato por sua presença silenciosa e empática, bem como por sua voz profética crescente e dada por Deus em minha vida.

À minha família. Minha incrível mãe, você me ensinou resiliência, resistência e autoaceitação. Você foi e sempre será um milagre ambulante. Minha esposa, Marie, não há ninguém na Terra acima de você. Obrigado por ser uma guia e companheira paciente. E a meus filhos, obrigado por seu amor ao observar e orar por seu pai em muitos momentos de ansiedade.

A você, amiga leitora ou amigo leitor, obrigado por compartilhar comigo o *Guia cristão antiansiedade*. Que você receba ajuda e seja uma ajuda para os outros.

Acima de tudo... ao meu terno e corajoso Jesus. Você é minha âncora, minha esperança e meu Salvador nas noites escuras. Que seu sacrifício amoroso ajude todos a encontrar a cura duradoura que desejam. Todas as coisas vêm de você e para você por todas as gerações, para todo o sempre. Amém.

Índice de ferramentas e práticas

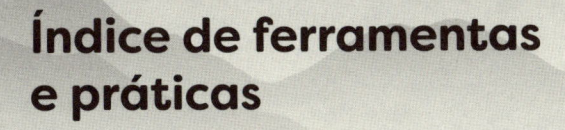

Criando uma oração de lamento	55
Escada do medo	74
Linhas do tempo das vias neurais	172
Mapa da vida	159
Registro humorado	170
Roda das sensações	131

Direção editorial
Daniele Cajueiro

Editor responsável
Omar Souza

Produção editorial
Adriana Torres
Júlia Ribeiro
Daniel Dargains

Tradução
Igor Barbosa

Copidesque
Alvanísio Damasceno

Revisão
Anna Beatriz Seilhe
Fernanda Lufti

Projeto gráfico de miolo
e diagramação
Douglas Kenji Watanabe

Este livro foi impresso
em 2024, pela Vozes,
para a Novo Céu.